CARB CYCLING DIÄT 2025

110 und ausgewogenen Rezepten für jede Phase, Gewichts Management und Fortschritts Verfolgung sowie Tipps, um motiviert zu Bleiben und Dauerhafte Ergebnisse zu erzielen

KLARLOCK

HAFTUNGSAUSSCHLUSS

Bitte beachten Sie, dass der Inhalt dieses Buches auf persönlichen Erfahrungen und verschiedenen Informationsquellen basiert. Ziel dieses Buches ist es, nützliches und informatives Material zu den in der Veröffentlichung behandelten Themen bereitzustellen. Der Verkauf erfolgt unter der Voraussetzung, dass der Autor und der Herausgeber keine persönlichen medizinischen, gesundheitlichen oder anderen professionellen Dienstleistungen im Zusammenhang mit dem Buch erbringen. Der Leser sollte seinen Arzt, Gesundheitsdienstleister oder eine andere kompetente Fachkraft konsultieren, bevor er die Vorschläge in diesem Buch übernimmt oder Schlussfolgerungen zieht. Der Autor und der Herausgeber lehnen ausdrücklich jegliche Haftung, Verluste oder Risiken persönlicher oder sonstiger Art ab, die sich direkt oder indirekt aus der Nutzung und Anwendung der Inhalte dieses Buches ergeben.

NOTIZ

Wenn wir in diesem Buch von einer „Tasse" als Maßeinheit für Zutaten sprechen, meinen wir die Verwendung einer normalen Küchentasse mit einem Fassungsvermögen von etwa 2 Millilitern. Um die richtigen Mengen an Zutaten zu erhalten, ist es wichtig, einen Messbecher zu verwenden. Wenn Sie keinen Messbecher haben, können Sie einen Messbecher mit Skala verwenden und dabei darauf achten, dass die angegebenen Proportionen korrekt eingehalten werden. Hier sind einige Beispiele: 1 Tasse Mehl 100 gr. 1 Tasse Reis 200 gr. 1 Tasse Quinoa 200 g. Es wird empfohlen, die trockenen Zutaten in der Tasse mit einem Spatel oder einer Messerklinge auszugleichen, um eine genaue Messung zu erhalten. Bei flüssigen Zutaten empfiehlt es sich, den Becher bis zum Rand zu füllen, ohne zu quetschen oder Lücken zu hinterlassen.

REZEPTE ERSTEN GÄNGE

REZEPTE ZWEITEN GÄNGE

BEILAGEN REZEPTE

EINFÜHRUNG IN DIE CARB CYCLING DIÄT

Die Carb-Cycling-Diät ist ein Ernährungsansatz, der auf dem Kreislauf der Kohlenhydrataufnahme basiert. Vereinfacht gesagt, wechselt man Tage mit hohem Kohlenhydratgehalt („High Carb"-Tage) mit Tagen mit niedrigem Kohlenhydratgehalt („Low Carb"-Tage) ab.

Warum eine Carb-Cycling-Diät einhalten?

Abnehmen: Eine Carb-Cycling-Diät kann Ihnen helfen, Fett zu verbrennen und effizient Gewicht zu verlieren.

Verbessern Sie die Körperzusammensetzung: Erhöhen Sie die Muskelmasse und reduzieren Sie die Fettmasse. Steigern Sie die sportliche Leistung: Versorgen Sie den Körper bei intensiven Trainingseinheiten mit Energie.

Verbessern Sie die Stoffwechselgesundheit: Regulieren Sie den Blutzucker- und Cholesterinspiegel.

Wie funktioniert die Carb-Cycling-Diät?

Es gibt verschiedene Möglichkeiten, eine Carb-Cycling-Diät einzuhalten. Die gebräuchlichste Methode besteht darin, Tage mit hohem Kohlenhydratgehalt und Tagen mit niedrigem Kohlenhydratgehalt abzuwechseln.

Tage mit hohem Kohlenhydratgehalt:

Heutzutage isst man 4-6 Gramm Kohlenhydrate pro kg Körpergewicht.

Zu den empfohlenen Kohlenhydratquellen gehören Vollkornprodukte, Obst, Gemüse und Hülsenfrüchte. Low-Carb-Tage: Heutzutage isst man 0,5-2 Gramm Kohlenhydrate pro kg Körpergewicht.

Zu den empfohlenen Kohlenhydratquellen gehören kohlenhydratarmes Gemüse und Nüsse.

Es ist wichtig zu beachten, dass es sich bei der Carb-Cycling-Diät nicht um eine ketogene Diät handelt.

Bei der ketogenen Diät werden über einen längeren Zeitraum sehr wenige Kohlenhydrate (weniger als 50 Gramm pro Tag) zu sich genommen.

An wen richtet sich die Carb-Cycling-Diät?

Die Carb-Cycling-Diät richtet sich an Menschen, die abnehmen möchten

Verbessern Sie Ihre Körperzusammensetzung

Steigern Sie Ihre sportliche Leistung

Verbessern Sie Ihre Stoffwechselgesundheit

Die Carb-Cycling-Diät wird nicht empfohlen für Personen mit:

Diabetes Typ 1

Essstörungen

Einige medizinische Bedingungen

Bevor Sie mit einer Carb-Cycling-Diät beginnen, ist es wichtig, einen Arzt oder Ernährungsberater zu konsultieren.

GESCHICHTE DER CARB-CYCLING-DIÄT

Die Carb-Cycling-Diät ist kein neues Konzept. Die ersten Spuren dieses Ernährungsansatzes lassen sich bereits in den 1970er Jahren finden, als Bodybuilder Dan Duchaine begann, mit abwechselnden Phasen hoher und niedriger Kohlenhydratzufuhr zu experimentieren, um seine Körperzusammensetzung zu verbessern.

In den 1990er Jahren wurde die Carb-Cycling-Diät dank der Arbeit anderer Bodybuilder und Ernährungswissenschaftler, darunter Lyle McDonald und Chris Shugart, immer beliebter. Diese Experten schlugen verschiedene Modelle des Kohlenhydratkreislaufs vor und passten sie an individuelle Bedürfnisse und spezifische Ziele an.

In den letzten Jahren hat die Carb-Cycling-Diät aufgrund ihres Potenzials zur

Verbesserung der sportlichen Leistung und der Stoffwechselgesundheit weiter an Aufmerksamkeit gewonnen. Mehrere wissenschaftliche Studien haben tatsächlich gezeigt, dass dieser Ernährungsansatz wirksam sein kann bei: Fett verbrennen Muskelmasse steigern Verbessern Sie die Insulinsensitivität Reduzieren Sie das Risiko von Herz-Kreislauf-Erkrankungen

Heutzutage wird die Carb-Cycling-Diät von Menschen jeden Alters und mit unterschiedlicher sportlicher Erfahrung genutzt. Es handelt sich um einen flexiblen und anpassbaren Ernährungsansatz, der an individuelle Bedürfnisse und Lebensstile angepasst werden kann.

Die Carb-Cycling-Diät entwickelt sich ständig weiter und ist Gegenstand neuer wissenschaftlicher Studien. Es handelt sich um einen vielversprechenden Ernährungsansatz, der beim Erreichen mehrerer Gesundheits- und Fitnessziele hilfreich sein kann.

WAS IST DIE CARB-CYCLING-DIÄT

Die Carb Cycling Diät ist ein Ernährungsansatz, der geplante Veränderungen der Kohlenhydrataufnahme während der Woche beinhaltet. Anstatt wie bei der traditionellen Diät jeden Tag die gleiche Menge an Kohlenhydraten zu sich zu nehmen, werden bei der Carb-Cycling-Diät kohlenhydratreiche Tage mit kohlenhydratarmen Tagen abgewechselt. Das Hauptziel der Carb-Cycling-Diät ist die Optimierung des Stoffwechsels, die Verbesserung der Körperzusammensetzung (Reduzierung des Körperfetts und Erhöhung der Muskelmasse) und die Regulierung des Energieniveaus. An kohlenhydratreichen Tagen fördern Sie Energie und körperliche Leistungsfähigkeit, während Sie an kohlenhydratarmen Tagen den Körper dazu anregen, Fett zur Energiegewinnung zu verbrennen.

Diese Diät kann für verschiedene Ziele geeignet sein, wie zum Beispiel Gewichtsverlust, verbesserte sportliche Leistung oder Muskelaufbau, und kann auf der Grundlage individueller Bedürfnisse und spezifischer Ziele angepasst werden. Es ist wichtig, Ihre Kohlenhydratkreisläufe sorgfältig zu planen und Ihre Gesamtkalorienaufnahme auszugleichen, um langfristig optimale und nachhaltige Ergebnisse zu erzielen.

VORTEILE DER CARB CYCLING DIÄT

Die Carb-Cycling-Diät ist ein Ernährungsansatz, der aufgrund seiner potenziellen Vorteile für Gesundheit und Wohlbefinden immer beliebter wird. Sehen wir uns einige der wichtigsten Vorteile an, die Sie mit dieser Methode erzielen können:

1. Wie man Gewicht verliert und Körperfett reduziert: Erhöhter Stoffwechsel: Abwechselnde Tage mit hohem und niedrigem Kohlenhydratgehalt können dazu beitragen, den Stoffwechsel aktiv zu halten und die Fettverbrennung als Energiequelle zu fördern.

Besseres Insulinmanagement: Tage mit wenig Kohlenhydraten können dazu beitragen, die Empfindlichkeit gegenüber Insulin zu verbessern, dem Hormon, das den Eintritt von Glukose (Zucker) in die Zellen reguliert. Dies kann zu einer Verringerung der Körperfettansammlung führen.

Erhalt der Muskelmasse: Tage mit hohem Kohlenhydratgehalt versorgen den Körper mit der Glukose, die er benötigt, um die Muskeln mit Energie zu versorgen, und verhindern so deren Abbau während der Gewichtsabnahme.

2. Verbesserte Körperzusammensetzung:

Erhöhte Muskelmasse: In Kombination mit Krafttraining versorgen kohlenhydratreiche Tage den Körper mit der Energie und Nährstoffen, die er für die Proteinsynthese und das Muskelwachstum benötigt.

Reduzierung der Fettmasse: Wie bereits erwähnt, kann die Carb-Cycling-Diät durch den Wechsel von Tagen mit unterschiedlichem Kohlenhydratgehalt die Fettverbrennung fördern.

3. Verbesserte sportliche Leistung:

Besseres Energiemanagement: Die Carb-Cycling-Diät kann dabei helfen, gezielt Energie bereitzustellen.

Tage mit hohem Kohlenhydratgehalt vor dem Training oder Wettkampf ermöglichen es Ihnen, die Muskeln mit Glykogen (der gespeicherten Form von Glukose) zu „laden", während Tage mit niedrigem Kohlenhydratgehalt die Fähigkeit des Körpers verbessern können, Fett als Brennstoff bei längerer körperlicher Aktivität zu nutzen.

Reduzierung von Müdigkeit: Die Verfügbarkeit von Kohlenhydraten vor und während des Trainings kann dazu beitragen, das Einsetzen von Müdigkeit zu verzögern und so die Ausdauer und körperliche Leistungsfähigkeit zu verbessern.

4. Mögliche gesundheitliche Vorteile für den Stoffwechsel:

Verbesserte Insulinsensitivität: Wie oben erwähnt, kann die Kohlenhydrat-Cycling-Diät dazu beitragen, die Insulinsensitivität zu verbessern und so eine bessere Kontrolle der Glykämie (Blutzuckerspiegel) zu fördern.

Reduziertes Risiko für Herz-Kreislauf-Erkrankungen: Einige Studien deuten darauf hin, dass die Kohlenhydrat-Cycling-Diät in Kombination mit einer gesunden Ernährung dazu beitragen könnte, Risikofaktoren für Herz-Kreislauf-Erkrankungen wie hohen Cholesterinspiegel und Bluthochdruck zu reduzieren. Es ist wichtig zu beachten, dass die Vorteile der Carb-Cycling-Diät je nach verschiedenen Faktoren wie Alter, Geschlecht, körperlicher Aktivität und individuellen Zielen variieren können. Es ist wichtig, vor Beginn einer Diät, einschließlich Carb-Cycling, einen Arzt oder Ernährungsberater zu konsultieren, um den Ansatz individuell anzupassen und zu beurteilen, ob er für Ihre Bedürfnisse geeignet ist. Darüber hinaus ist es wichtig zu bedenken, dass die Carb-Cycling-Diät etwas Disziplin und Planung erfordert. Begleitet werden sollte es von einer gesunden und abwechslungsreichen Ernährung, die reich an Obst, Gemüse, Vollkornprodukten, hochwertigen Proteinen und gesunden Fetten ist.

GRUNDKONZEPTE DER ZYKLISCHEN KOHLENHYDRATERNÄHRUNG

Die zyklische Kohlenhydratdiät, auch Carb Cycling genannt, ist ein Ernährungsansatz, der auf abwechselnden Phasen mit hoher und niedriger Kohlenhydrataufnahme basiert. Ziel ist es, die unterschiedlichen Wirkungen von Kohlenhydraten auf den Körper zu nutzen, um spezifische Vorteile zu erzielen, wie etwa Gewichtsverlust, mehr Muskelmasse oder eine verbesserte sportliche Leistung. Hier sind einige Schlüsselkonzepte, die Sie verstehen sollten, um mit der Carb-Cycling-Diät zu beginnen:
1. Kohlenhydratkreislauf:

Die Carb-Cycling-Diät basiert auf Zyklen unterschiedlicher Dauer (von einigen Tagen bis zu mehreren Wochen), die Folgendes umfassen: Tage mit hohem Kohlenhydratgehalt (HC): an denen große Mengen an Kohlenhydraten aufgenommen werden (4-6 Gramm pro kg Körpergewicht).

Low Carb (LC)-Tage: an denen reduzierte Mengen an Kohlenhydraten aufgenommen werden (0,5–2 Gramm pro kg Körpergewicht).

Moderate Kohlenhydrattage (MC): mit einer moderaten Kohlenhydrataufnahme (2-3 Gramm pro kg Körpergewicht).

Die Häufigkeit und Dauer dieser Zyklen hängt von den individuellen Zielen, dem Grad der körperlichen Aktivität und der Reaktion des Körpers ab. 2. Arten von Kohlenhydraten: Nicht alle Kohlenhydrate sind gleich. Die Auswahl hochwertiger Kohlenhydratquellen ist entscheidend, um mit der Carb-Cycling-Diät die besten Ergebnisse zu erzielen. Komplexe Kohlenhydrate: wie Vollkornprodukte, Obst, Gemüse und Hülsenfrüchte liefern Ballaststoffe, Vitamine und Mineralien, die für die Gesundheit wichtig sind.

Einfache Kohlenhydrate wie raffinierter Zucker und Weißmehl sollten begrenzt werden, da sie Blutzuckerspitzen verursachen und die Ansammlung von Körperfett fördern können. 3. Makronährstoffe und Kalorien:

Neben Kohlenhydraten ist es wichtig, bei der Carb-Cycling-Diät auch die Protein- und Fettaufnahme zu berücksichtigen.

Fette: helfen bei der Hormonregulierung. Der Verzehr gesunder Fette, wie sie beispielsweise in Avocados, fettem Fisch und Nüssen enthalten sind, ist für Ihre Gesundheit unerlässlich.

Die Gesamtkalorienbilanz (Kalorienaufnahme vs. verbrannte Kalorien) bleibt ein Schlüsselfaktor für die Gewichtsabnahme oder die Aufrechterhaltung des Wunschgewichts.

4. Anpassung: Die Carb-Cycling-Diät ist kein „Einheitsansatz", der für alle passt. Es ist wichtig, es an Ihre individuellen Bedürfnisse anzupassen und dabei Folgendes zu berücksichtigen: Ziele: Gewichtsverlust, mehr Muskelmasse, verbesserte sportliche Leistung.

Grad der körperlichen Aktivität: sitzend, mäßig, intensiv. Körperreaktion: Überwachen Sie Ihre Fortschritte und wie Ihr Körper auf verschiedene Kohlenhydratzyklen reagiert.

5. Planung und Verfolgung: Um das Beste aus der Carb-Cycling-Diät herauszuholen, ist es wichtig, Ihre Mahlzeiten zu planen und Ihre Fortschritte zu verfolgen. Planen Sie Ihre Mahlzeiten: basierend auf Ihren Kohlenhydratzyklen und Ihrem Kalorienbedarf. Überwachen Sie Ihre Fortschritte: Wiegen Sie sich, messen Sie Ihren Taillenumfang und schreiben Sie Ihre Gefühle auf. Die Konsultation eines Arztes oder Ernährungsberaters kann hilfreich sein, um eine individuelle Beurteilung zu erhalten und einen sicheren und wirksamen Carb-Cycling-Diätplan zu entwickeln. Darüber hinaus ist es wichtig, sich daran zu erinnern, dass die Carb-Cycling-Diät kein Allheilmittel ist. Um dauerhafte Ergebnisse zu erzielen, sind Engagement, Disziplin und eine gesunde Ernährung erforderlich.

WIE DIE ZYKLISCHE KOHLENHYDRAT-DIÄT FUNKTIONIERT

Die zyklische Kohlenhydratdiät, auch Carb Cycling genannt, basiert auf abwechselnden Phasen mit hoher und niedriger Kohlenhydrataufnahme. Ziel ist es, die unterschiedlichen Wirkungen von Kohlenhydraten auf den Körper zu nutzen, um spezifische Vorteile zu erzielen, wie etwa Gewichtsverlust, mehr Muskelmasse oder eine verbesserte sportliche Leistung.

Hier sind die Grundprinzipien der Carb-Cycling-Diät:

1. Kohlenhydratkreislauf:

Die Carb-Cycling-Diät basiert auf Zyklen unterschiedlicher Dauer (von einigen Tagen bis zu mehreren Wochen), die Folgendes umfassen:

Tage mit hohem Kohlenhydratgehalt (HC): an denen große Mengen an Kohlenhydraten aufgenommen werden (4-6 Gramm pro kg Körpergewicht).

Low Carb (LC)-Tage: an denen reduzierte Mengen an Kohlenhydraten aufgenommen werden (0,5–2 Gramm pro kg Körpergewicht).

Moderate Kohlenhydrattage (MC): mit einer moderaten Kohlenhydrataufnahme (2-3 Gramm pro kg Körpergewicht).

Die Häufigkeit und Dauer dieser Zyklen hängt von den individuellen Zielen, dem Grad der körperlichen Aktivität und der Reaktion des Körpers ab.

2. Arten von Kohlenhydraten:

Nicht alle Kohlenhydrate sind gleich. Die Auswahl hochwertiger Kohlenhydratquellen ist entscheidend, um mit der Carb-Cycling-Diät die besten Ergebnisse zu erzielen. Komplexe Kohlenhydrate: wie Vollkornprodukte, Obst, Gemüse und Hülsenfrüchte liefern Ballaststoffe, Vitamine und Mineralien, die für die Gesundheit wichtig sind. Einfache Kohlenhydrate wie raffinierter Zucker und Weißmehl sollten begrenzt werden, da sie Blutzuckerspitzen verursachen und die Ansammlung von Körperfett fördern können.

3. Makronährstoffe und Kalorien:

Neben Kohlenhydraten ist es wichtig, bei der Carb-Cycling-Diät auch die Protein- und Fettaufnahme zu berücksichtigen. Die empfohlene Tagesdosis beträgt 1,5-2 Gramm pro kg Körpergewicht. Der Verzehr gesunder Fette, wie sie beispielsweise in Avocados, fettem Fisch und Nüssen enthalten sind, ist für Ihre Gesundheit unerlässlich. Die Gesamtkalorienbilanz (Kalorienaufnahme vs. verbrannte Kalorien) bleibt ein Schlüsselfaktor für die Gewichtsabnahme oder die Aufrechterhaltung des Wunschgewichts.

4. Anpassung:

Die Carb-Cycling-Diät ist kein Einheitsansatz. Es ist wichtig, sie an Ihre individuellen Bedürfnisse anzupassen und dabei Folgendes zu berücksichtigen: Ziele: Gewichtsverlust, mehr Muskelmasse, verbesserte sportliche Leistung. Grad der körperlichen Aktivität: sitzend, mäßig, intensiv. Körperreaktion: Überwachen Sie Ihre Fortschritte und wie Ihr Körper auf verschiedene Kohlenhydratzyklen reagiert.

5. Planung und Überwachung:

Um das Beste aus Ihrer Carb-Cycling-Diät herauszuholen, ist es wichtig, Ihre Mahlzeiten zu planen und Ihre Fortschritte zu verfolgen. Planen Sie Ihre Mahlzeiten: basierend auf Ihren Kohlenhydratzyklen und Ihrem Kalorienbedarf. Überwachen Sie Ihre Fortschritte: Wiegen Sie sich, messen Sie Ihren Taillenumfang und schreiben Sie Ihre Gefühle auf. Die Konsultation eines Arztes oder Ernährungsberaters kann hilfreich sein, um eine individuelle Beurteilung zu erhalten und einen sicheren und wirksamen Carb-Cycling-Diätplan zu entwickeln.

ERNÄHRUNGSGRUNDLAGEN

Ein Überblick Ernährungsgrundlagen sind die wissenschaftlichen Grundlagen, die uns helfen zu verstehen, wie der menschliche Körper Nahrung für Energie, Wachstum und Gesundheit nutzt. Dazu gehören Kenntnisse über Makronährstoffe (Kohlenhydrate, Proteine und Fette), Mikronährstoffe (Vitamine und Mineralien), Wasser und Ballaststoffe. Hier sind einige der wichtigsten Prinzipien von Nutritional Fundamentals: 1. Makronährstoffe: Kohlenhydrate: liefern dem Körper Energie und sind Hauptbestandteil von Getreide, Obst, Gemüse und Hülsenfrüchten. Proteine: sind für das Wachstum und die Reparatur von Muskelgewebe notwendig und kommen in Fleisch, Fisch, Eiern, Milchprodukten und Hülsenfrüchten vor.

Fette: Liefern Energie und helfen bei der Hormonregulierung. Sie kommen in Pflanzenölen, Nüssen, fettem Fisch und Avocados vor.

2. Mikronährstoffe:

Vitamine: Diese sind für eine Vielzahl von Körperfunktionen unerlässlich, beispielsweise für das Sehvermögen, die Knochengesundheit und das Immunsystem.

Mineralien: Sie sind für den Knochenaufbau, die Regulierung der Herzfrequenz und die Muskelfunktion notwendig.

3. Wasser:

Wasser ist für alle Stoffwechselvorgänge im Körper unerlässlich und hilft, die Körpertemperatur zu regulieren.

4. Fasern:

Ballaststoffe helfen, die Verdauung zu regulieren, das Gewicht zu kontrollieren und das Risiko von Herzerkrankungen zu verringern. Zusätzlich zu diesen Grundprinzipien gehören zu den Ernährungsgrundlagen auch Kenntnisse über: Kalorien: Die durch Lebensmittel bereitgestellte Energie wird in Kalorien gemessen. Energiebilanz: Die Energiebilanz ist die Differenz zwischen aufgenommenen und verbrannten Kalorien. Energiebedarf: Der Energiebedarf ist die Anzahl an Kalorien, die eine Person jeden Tag benötigt, um ihr Körpergewicht zu halten. Gesunde Ernährung: Eine gesunde Ernährung ist eine Ernährung, die den Körper mit allen Nährstoffen versorgt, die er braucht, um gesund zu bleiben. Das Verständnis der Ernährungsgrundlagen ist wichtig für: Eine fundierte Lebensmittelauswahl: Zu wissen, welche Nährstoffe für die Gesundheit notwendig sind und in welchen Mengen, hilft Ihnen, eine gesündere Lebensmittelauswahl zu treffen. Erreichen Sie Ihre Gesundheitsziele: Eine gesunde Ernährung kann Ihnen helfen, Gewicht zu verlieren, Muskelmasse aufzubauen, die sportliche Leistung zu verbessern und das Krankheitsrisiko zu senken. Gesundheitszustände in den Griff bekommen: Eine gesunde Ernährung kann dabei helfen, Gesundheitszustände wie Diabetes, Herzerkrankungen und Bluthochdruck in den Griff zu bekommen.

KOHLENHYDRATE: ARTEN, FUNKTIONEN UND EMPFOHLENE MENGEN

Kohlenhydrate Makronährstoffe sind nützlich für den menschlichen Körper. Sie liefern Energie, helfen bei der Regulierung der Verdauung und unterstützen verschiedene Körperfunktionen.

Arten von Kohlenhydraten:

Einfache Kohlenhydrate:

Zucker: kommt in Obst, Honig und Haushaltszucker vor.

Laktose: in Milch und Derivaten enthalten.

Komplexe Kohlenhydrate:

Stärke: in Getreide, Brot, Nudeln, Kartoffeln und Hülsenfrüchten enthalten.

Ballaststoffe: In Obst, Gemüse, Vollkornprodukten und Hülsenfrüchten enthalten.

Funktionen von Kohlenhydraten:

Kohlenhydrate sind die Hauptenergie für den menschlichen Körper.

Regulierung der Verdauung: Ballaststoffe helfen, die Verdauung zu regulieren und einen gesunden Darm zu erhalten.

Unterstützen Sie das Immunsystem: Einige Ballaststoffe können zur Unterstützung des Immunsystems beitragen.

Blutzucker regulieren: Komplexe Kohlenhydrate helfen, den Blutzucker (Blutzuckerspiegel) zu regulieren.

Empfohlene Kohlenhydratmengen:

Die empfohlene tägliche Kohlenhydratzufuhr für Erwachsene beträgt 45–65 % der Gesamtkalorien.

Die Menge an Kohlenhydraten, die Sie benötigen, kann aufgrund verschiedener Faktoren wie Alter, Geschlecht, körperlicher Aktivität und Gesundheitszustand variieren.

Tipps für eine gesunde kohlenhydratreiche Ernährung: Wählen Sie Lebensmittel, die reich an komplexen Kohlenhydraten und Ballaststoffen sind. Begrenzen Sie die Aufnahme von Einfachzuckern. Verzehren Sie Vollkornprodukte statt raffiniertem Getreide.

Essen Sie viel Obst und Gemüse. Lesen Sie die Lebensmitteletiketten, um Lebensmittel mit niedrigem Zuckerzusatz auszuwählen. Die Konsultation eines Arztes oder Ernährungsberaters kann hilfreich sein, um eine individuelle Beurteilung zu erhalten und einen sicheren und gesunden Ernährungsplan zu entwickeln. Darüber hinaus ist es wichtig, eine gesunde Ernährung mit regelmäßiger körperlicher Bewegung zu kombinieren, um gesund zu bleiben.

FETTE UND PROTEINE IN DER CARB-CYCLING-DIÄT

Bei der Carb-Cycling-Diät spielen die Fett- und Proteinaufnahme eine entscheidende Rolle, um Ihre Kalorienaufnahme auszugleichen und Ihre Gesundheits- und Fitnessziele zu unterstützen. Sehen wir uns die Bedeutung dieser Makronährstoffe im Detail an:

Proteine: Funktionen: Proteine sind für den Aufbau, die Reparatur und den Erhalt von Muskelgewebe, einschließlich Enzymen und Hormonen, unerlässlich. Menge: Bei der Carb-Cycling-Diät bleibt die Proteinaufnahme in der Regel die ganze Woche über konstant. Empfohlen wird eine tägliche Zufuhr von 1,5-2 Gramm Protein pro kg Körpergewicht. Bedeutung: Eine ausreichende Zufuhr von Proteinen hilft, die Muskelmasse auch an Tagen mit reduzierten Kohlenhydraten zu erhalten.

Vermeidung von Muskelkatabolismus
(Verwendung von Proteinen als Energie).
Darüber hinaus tragen Proteine zum
Sättigungsgefühl bei, reduzieren den Hunger
und fördern die Gewichtskontrolle. Quellen:
Wählen Sie hochwertige Proteinquellen wie
mageres Fleisch, Fisch, Eier, Hülsenfrüchte,
Tofu und Tempeh.

Fette: Funktionen: Fette liefern
langanhaltende Energie, unterstützen die
Aufnahme fettlöslicher Vitamine (A, D, E, K)
und unterstützen die Hormonproduktion.

Menge: Die Fettaufnahme variiert je nach
Phase des Kohlenhydratzyklus. An Tagen
mit hohem Kohlenhydratgehalt (HC) können
Sie Ihre Fettaufnahme im Vergleich zu
Tagen mit niedrigem Kohlenhydratgehalt
(LC) oder moderatem Kohlenhydratgehalt
(MC) leicht reduzieren.

HC-Tage: etwa 0,5-1 Gramm Fett pro kg
Körpergewicht.

LC- und MC-Tage: etwa 1–1,5 Gramm Fett pro kg Körpergewicht.

Bedeutung: Der Verzehr gesunder Fette ist für die Gesundheit von Herz, Gehirn und Immunsystem unerlässlich. Fette tragen außerdem zur Aufrechterhaltung des Sättigungsgefühls bei und können die Schmackhaftigkeit von Mahlzeiten verbessern. Quellen: Wählen Sie gesunde Fette wie Avocado, Olivenöl, Nüsse, Ölsamen, fetten Fisch (Lachs, Thunfisch) und Fleisch aus Weidehaltung. Begrenzen Sie gesättigte Fette aus fettem Fleisch, Vollmilchprodukten und Industrieprodukten.

Gleichgewicht zwischen Proteinen und Fetten:

Es ist wichtig, das richtige Verhältnis von Protein und Fett basierend auf Ihren spezifischen Zielen zu finden.

Zur Gewichtsreduktion können Sie an LC- und MC-Tagen Protein gegenüber Fett leicht betonen.

Für den Muskelaufbau können Sie an HC-
und MC-Tagen Ihre Protein- und Fettzufuhr
ausgleichen.

Die Beratung durch einen
Ernährungsberater oder
Gesundheitsexperten kann Ihnen dabei
helfen, Ihren individuellen Kohlenhydrat-
Cycling-Plan mit den richtigen Mengen an
Protein und Fett zu erstellen, um Ihre Ziele
zu erreichen. Verfolgen Sie außerdem Ihre
Fortschritte, indem Sie Ihr Gewicht, Ihre
Körperzusammensetzung und Ihr
Energieniveau überwachen, um Ihren
Ernährungsplan bei Bedarf anzupassen.

KALORIEN UND ENERGIEBILANZ

Kalorien und Energiebilanz in der Carb-Cycling-Diät, Kalorien:

Kalorien sind Maßeinheiten, die die durch Lebensmittel bereitgestellte Energie quantifizieren.

Verschiedene Makronährstoffe liefern unterschiedliche Kalorien pro Gramm:

Kohlenhydrate und Proteine: 4 Kalorien pro Gramm.

Fett: 9 Kalorien pro Gramm.

Energieausgleich:

Die Energiebilanz stellt die Differenz zwischen den über die Nahrung aufgenommenen Kalorien und den durch körperliche Aktivität und Grundstoffwechsel verbrannten Kalorien dar. Positive Energiebilanz: Wenn Sie mehr Kalorien zu sich nehmen, als Sie verbrennen, speichert

Ihr Körper den Überschuss als Fett, was zu einer Gewichtszunahme führt.

Negative Energiebilanz: Wenn Sie mehr Kalorien verbrennen, als Sie zu sich nehmen, nutzt Ihr Körper Fettreserven zur Energiegewinnung und unterstützt so die Gewichtsabnahme. Ausgewogene Energiebilanz: Wenn Sie gleich viele Kalorien essen und verbrennen, bleibt Ihr Gewicht stabil. Zur Carb-Cycling-Diät:

HC-Tage: Die Kalorienaufnahme wird höher sein, um Energie für Training und tägliche Aktivitäten bereitzustellen.

LC-Tage: Die Kalorienaufnahme wird geringer, um ein Kaloriendefizit zu erzeugen und den Fettabbau zu fördern.

MC-Tage: Die Kalorienaufnahme wird moderat sein, um das Körpergewicht zu halten oder das Muskelwachstum zu unterstützen.

Kalorienbedarf und Energiebilanz berechnen:

Im Internet gibt es verschiedene Formeln und Rechner, um den individuellen Kalorienbedarf abzuschätzen.

Um Ihre Energiebilanz zu ermitteln, ist es wichtig, Ihre Kalorienaufnahme und körperliche Aktivität zu überwachen.

Kleine Änderungen an Ihrer Ernährung und Bewegung können Ihnen dabei helfen, Ihr gewünschtes Energiegleichgewichtsziel zu erreichen.

Tipps für eine effektive Carb-Cycling-Diät:

Planen Sie Ihre Mahlzeiten und Snacks: Bereiten Sie Mahlzeiten im Voraus vor, um Portionen und Kalorienaufnahme zu kontrollieren.

Wählen Sie nahrhafte und ballaststoffreiche Lebensmittel: Bevorzugen Sie Vollwertkost, Obst, Gemüse und mageres Eiweiß.

Begrenzen Sie verarbeitete und zuckerreiche Lebensmittel: Diese Lebensmittel sind oft kalorienreich und bieten nur einen geringen Nährwert.

ERNÄHRUNGSZYKLEN

Ernährungszyklen: Ein Überblick Ernährungszyklen sind ein strategischer Ernährungsansatz, der die zyklische Variation wichtiger Nährstoffe wie Makronährstoffe (Kohlenhydrate, Proteine und Fette) und Mikronährstoffe (Vitamine und Mineralien) beinhaltet, um bestimmte Gesundheits- und Leistungsziele zu erreichen.

Je nach Ziel können unterschiedliche Arten von Ernährungszyklen eingesetzt werden: Carb Cycling: Zyklische Variation der Kohlenhydrataufnahme zur Optimierung des Fettabbaus, des Muskelaufbaus oder der sportlichen Leistung.

Protein-Cycling: Zyklische Variation der Proteinzufuhr zur Unterstützung des Muskelwachstums oder der Gewichtsabnahme.

Intermittierendes Fasten: Zyklen aus Fasten und Essen zur Verbesserung der Stoffwechselgesundheit, Langlebigkeit und kognitiven Funktion.

Keto-Cycling: Standard-Ketose- und Ernährungszyklen, um die metabolischen Vorteile der Ketose ohne langfristige Einschränkungen zu nutzen.

Ernährungszyklen können hilfreich sein für:

Verbessern Sie die Körperzusammensetzung: Fördern Sie den Fettabbau und den Aufbau von Muskelmasse.

Optimieren Sie die sportliche Leistung: Liefern Sie Energie und unterstützen Sie die Muskelregeneration.

Verbessern Sie die Stoffwechselgesundheit: Regulieren Sie Blutzucker, Cholesterin und Blutdruck.

Erhöhen Sie die Langlebigkeit: Fördern Sie die Zellgesundheit und reduzieren Sie Entzündungen.

Bei der Planung von Ernährungszyklen sind mehrere Faktoren zu berücksichtigen:

Ziele: Definieren Sie klar die spezifischen Ziele, die Sie erreichen möchten.

Aktivitätsniveau: Berücksichtigen Sie Ihr körperliches Aktivitätsniveau und Ihren Energieverbrauch.

Insulinsensitivität: Beurteilen Sie die individuelle Reaktion auf Kohlenhydrate und die Fähigkeit, den Blutzucker zu regulieren.

Gesundheitszustand: Berücksichtigen Sie alle gesundheitlichen Probleme oder Ernährungseinschränkungen.

Es ist wichtig, Ihre Ernährungszyklen sorgfältig zu planen und Ihre Fortschritte zu überwachen, um die Wirksamkeit zu bewerten und gegebenenfalls Änderungen vorzunehmen.

KOHLENHYDRAT LADUNGSZYKLUS

Der Kohlenhydrat-Ladezyklus: eine Strategie zur Leistungsoptimierung

Der Kohlenhydratladezyklus oder auch Carb Loading ist eine spezifische Ernährungsstrategie für Sportler und Sportler, die auf der kontrollierten Steigerung der Kohlenhydrataufnahme in den Tagen vor einem hochintensiven Event oder Wettkampf basiert.

Ziele des Lastzyklus:

Glykogenspeicher maximieren: Glykogen ist die Hauptenergiequelle für die Muskeln bei intensivem Training. Durch die Erhöhung der Glykogenspeicher können Sie Ihre Ausdauer und sportliche Leistung verbessern.

Müdigkeit reduzieren: Der Abbau von Muskelglykogen kann zu Müdigkeit und verminderter Leistung führen. Eine Kohlenhydratzufuhr hilft, dieses Problem zu verhindern.

Regeneration optimieren: Eine Kohlenhydratzufuhr kann auch die Muskelregeneration nach intensivem Training erleichtern.

So funktioniert der Ladezyklus:

Entleerungsphase: In den Tagen vor der Kohlenhydratbelastung wird die Kohlenhydrataufnahme reduziert, um die Glykogenreserven der Muskeln zu erschöpfen.

Ladephase: In den 2-3 Tagen vor dem Event wird die Kohlenhydrataufnahme drastisch erhöht, bis sie 8-10 Gramm pro kg Körpergewicht und Tag erreicht. **Erhaltungsphase:** Am Tag der Veranstaltung halten Sie eine moderate Kohlenhydrataufnahme aufrecht.

Empfohlene Lebensmittel zum Kohlenhydratladen:

Komplexe Kohlenhydrate: Nudeln, Reis, Vollkornbrot, Vollkorngetreide, Kartoffeln, Hülsenfrüchte.

Obst: Bananen, Weintrauben, Feigen, Mango.

Gemüse: Wurzelgemüse (Karotten, Rüben), Süßkartoffeln.

Beispiel eines Belastungszyklus für einen 70-kg-Athleten:

Abbauphase (2 Tage): 200 Gramm Kohlenhydrate pro Tag.

Ladephase (3 Tage): 560-700 Gramm Kohlenhydrate pro Tag.

Erhaltungsphase (1 Tag): 350 Gramm Kohlenhydrate pro Tag. Überlegungen und Warnungen: Der Belastungszyklus ist nicht für alle Sportler geeignet. Es ist wichtig, einen Ernährungsberater oder Sportarzt zu konsultieren, um zu beurteilen, ob diese

Strategie für Ihre Bedürfnisse und Ziele geeignet ist.

Eine Kohlenhydratzufuhr kann Nebenwirkungen wie Blähungen, Übelkeit und Schweregefühl verursachen. Es ist wichtig, Ihre Reaktion zu überwachen und gegebenenfalls Änderungen vorzunehmen.

Um die besten Ergebnisse zu erzielen, ist es wichtig, den Belastungszyklus mit angemessenem Training und einer gesunden Ernährung zu kombinieren. Neben dem Carb-Loading gibt es weitere Ernährungsstrategien, die zur Verbesserung der sportlichen Leistung eingesetzt werden können, etwa die Ernährungsperiodisierung und die Verwendung spezifischer Nahrungsergänzungsmittel. Denken Sie daran, dass Erfolg im Sport einen multidisziplinären Ansatz erfordert, der Training, Ernährung, Ruhe und mentales Management umfasst.

WARTUNGSPHASE

Die Wartungsphase: eine grundlegende Phase Ihrer Reise

Die Erhaltungsphase stellt einen Schlüsselmoment auf Ihrem Weg zu Gesundheit und Wohlbefinden dar. Nachdem Sie Ihre Gewichtsverlust- oder Muskelaufbauziele erreicht haben, zielt diese Phase darauf ab, die erzielten Ergebnisse zu festigen und das Risiko von Rückfällen zu verhindern.

Was bedeutet „Wartung"?

Es geht nicht einfach darum, „nichts zu tun". Die Aufrechterhaltung Ihres neuen Lebensstils erfordert Engagement und Bewusstsein. Es ist wichtig, weiterhin die gesunden Ernährungs- und Bewegungsgewohnheiten zu praktizieren, die Ihnen geholfen haben, Ihre Ziele zu erreichen.

Was sind die Grundprinzipien der Wartungsphase?

Ausgewogene Ernährung: Nehmen Sie eine Vielzahl nahrhafter Lebensmittel zu sich und achten Sie dabei auf ein ausgewogenes Verhältnis von Makronährstoffen (Kohlenhydrate, Proteine und Fette) und Mikronährstoffen (Vitamine und Mineralien).

Portionskontrolle: Achten Sie auf die Menge der Lebensmittel, die Sie zu sich nehmen, um eine Überdosierung der Kalorien zu vermeiden.

Regelmäßige körperliche Aktivität: Halten Sie ein konstantes Maß an körperlicher Aktivität aufrecht und passen Sie es an Ihre Bedürfnisse und Vorlieben an.

Fortschrittskontrolle: Überwachen Sie regelmäßig Ihr Gewicht, Ihre Körperzusammensetzung und Ihre körperliche Leistungsfähigkeit, um etwaige Veränderungen zu erkennen und rechtzeitig einzugreifen.

Tipps für eine effektive Wartungsphase:

Planen Sie Ihre Mahlzeiten: Bereiten Sie Ihre Mahlzeiten und Snacks im Voraus vor, um mehr Kontrolle über Portionen und Lebensmittelqualität zu haben.

Entziehen Sie sich nichts: Gönnen Sie sich gelegentlich weniger gesunde Lebensmittel, ohne sie zu übertreiben.

Finden Sie einen Ausgleich: Stellen Sie sicher, dass Sie ein aktives soziales Leben führen und sich an Aktivitäten beteiligen, die Ihnen Spaß machen. Konsultieren Sie einen Fachmann: Ein Ernährungsberater oder Ernährungsberater kann Ihnen bei der Entwicklung eines individuellen und sicheren Erhaltungsplans helfen.

Denken Sie daran, dass die Wartungsphase kein Endpunkt, sondern ein Neuanfang ist. Es ist eine Gelegenheit, Ihre Fortschritte zu festigen und im Laufe der Zeit einen gesunden und nachhaltigen Lebensstil zu entwickeln.

KOHLENHYDRAT-ENTLADUNGSPHASE

Die Kohlenhydrat-Entladephase: Eine eingehende Analyse

Prämisse:

Die Kohlenhydrat-Entladephase, auch Kohlenhydratabbau genannt, stellt eine spezifische Ernährungsstrategie dar, die häufig im Sport- und Bodybuilding-Kontext eingesetzt wird, um die sportliche Leistung und Muskeldefinition zu optimieren. Es ist jedoch wichtig zu betonen, dass seine Wirksamkeit und Sicherheit von mehreren individuellen und kontextuellen Faktoren abhängt.

Ziele der Entladephase:

Abbau des Muskelglykogens: Die Reduzierung der in den Muskeln gespeicherten Glykogenspeicher führt dazu, dass der Körper Fett als primäre Energiequelle nutzt.

Verbesserte Insulinsensitivität: Erhöhen Sie die Fähigkeit des Körpers, Insulin zur Regulierung des Blutzuckers zu verwenden. Maximierung der Fettverwertung: Fördert die Lipidoxidation und Lipolyse und fördert so den Körperfettabbau. Erhöhtes GH/Cortisol-Verhältnis: Optimieren Sie das hormonelle Umfeld für Muskelwachstum und -definition.

So funktioniert die Entladephase:

Dauer: Die Dauer der Entladephase variiert je nach individuellen Zielen, Trainingsniveau und der Reaktion des Körpers. Im Durchschnitt dauert sie 2 bis 5 Tage.

Reduzierung der Kohlenhydrate: Die Kohlenhydrataufnahme wird drastisch reduziert und erreicht ein Minimum von 50-100 Gramm pro Tag.

Erhöhter Fettgehalt: Die Fettaufnahme wird erhöht, um den Kohlenhydratrückgang auszugleichen und den Körper mit Energie zu versorgen.

Proteinerhaltung: Die Proteinzufuhr bleibt konstant, um die Muskelmasse zu unterstützen.

Empfohlene Lebensmittel während der Entladephase:

Magere Proteine: Weißes Fleisch, Fisch, Eier, Tofu, Hülsenfrüchte.

Gesunde Fette: Extra natives Olivenöl, Avocado, Nüsse, Ölsamen.

Low-Carb-Gemüse: Brokkoli, Spinat, grüne Bohnen, Blattgemüse.

Beispiel eines Diätplans für einen 70 kg schweren Sportler:

Kohlenhydrate: 50 Gramm pro Tag.

Protein: 1,5 Gramm pro kg Körpergewicht und Tag (105 Gramm).

Fett: 2 Gramm pro kg Körpergewicht und Tag (140 Gramm).

Überlegungen und Warnungen:

Die Entladephase ist nicht für jeden zu empfehlen. Es ist wichtig, einen Ernährungsberater oder Sportarzt zu konsultieren, um zu beurteilen, ob diese Strategie für Ihre Bedürfnisse und Ziele geeignet ist.

TIPPS ZUR EINHALTUNG IHRER ERNÄHRUNG WÄHREND REISEN UND GESELLSCHAFTLICHEN VERANSTALTUNGEN

Tipps zur Aufrechterhaltung Ihrer Ernährung während Reisen und gesellschaftlichen Veranstaltungen

Die Einhaltung Ihrer Ernährung auf Reisen und bei gesellschaftlichen Veranstaltungen kann eine Herausforderung, aber nicht unmöglich sein. Hier einige nützliche Tipps:Planung: Vor dem Verlassen:

Informieren Sie sich über verfügbare Restaurants und Cafés an Ihrem Reiseziel, die gesunde Optionen anbieten.

Planen Sie Ihre Mahlzeiten und Snacks im Voraus und berücksichtigen Sie dabei Ihre Ernährungsbedürfnisse. Bringen Sie gesunde Snacks mit, um ungesunden Versuchungen nicht nachzugeben.

Während des Ausflugs: Wählen Sie Restaurants, die Menüs mit Kalorien und Nährstoffen anbieten. Entscheiden Sie sich für einfache Gerichte mit frischen, unverarbeiteten Zutaten. Begrenzen Sie den Konsum von Alkohol und zuckerhaltigen Getränken. Treffen Sie bewusste Entscheidungen und entziehen Sie sich nichts in Maßen. Gesellschaftliche Veranstaltungen: Vor der Veranstaltung: Essen Sie vor der Veranstaltung eine gesunde Mahlzeit, damit Sie nicht zu hungrig ankommen. Wenn möglich, bieten Sie an, ein gesundes Gericht zum Teilen mitzubringen.

Wählen Sie alkoholfreie oder kalorienarme Getränke. Während der Veranstaltung:

Knüpfen Sie Kontakte und haben Sie Spaß, aber verlieren Sie Ihre Gesundheitsziele nicht aus den Augen. Essen Sie in Maßen und übertreiben Sie es nicht mit den Portionen. Seien Sie vorsichtig mit Snacks und wählen Sie gesunde Alternativen. Trinken Sie viel Wasser, um hydriert und satt zu bleiben. Allgemeiner Hinweis:

Seien Sie flexibel: Seien Sie nicht zu streng mit Ihrer Ernährung und gönnen Sie sich ab und zu etwas Leckeres.

Hören Sie auf Ihren Körper: Essen Sie, wenn Sie hungrig sind, und hören Sie auf, wenn Sie satt sind.

Bleiben Sie aktiv: Treiben Sie regelmäßig Sport, auch auf Reisen oder bei gesellschaftlichen Veranstaltungen.

Suchen Sie Unterstützung: Bitten Sie Ihren Partner, Freunde oder Familie um Hilfe, um motiviert zu bleiben.

Denken Sie daran, dass Planung, Moderation und Flexibilität der Schlüssel zur Aufrechterhaltung Ihrer Ernährung auf Reisen und bei gesellschaftlichen Veranstaltungen sind. Mit ein wenig Aufwand können Sie Ihre Reisen und gesellschaftlichen Ausflüge genießen, ohne Ihre Gesundheits- und Wellnessziele aufzugeben.

SCHLUSSFOLGERUNGEN ZUSAMMENFASSUNG DER WICHTIGSTEN KONZEPTE

Carb Cycling: Ein Ernährungsansatz, der die zyklische Variation der Kohlenhydrataufnahme beinhaltet, um bestimmte Ziele zu erreichen. Es können verschiedene Arten des Kohlenhydratkreislaufs eingesetzt werden: Kohlenhydratkreislauf, Proteinkreislauf, intermittierendes Fasten, Ketokreislauf.

Kohlenhydrat-Cycling kann von Vorteil sein für:

Verbessern Sie die Körperzusammensetzung.

Optimieren Sie die sportliche Leistung.

Verbessern Sie die Stoffwechselgesundheit.

Erhöhen Sie die Langlebigkeit.

Es ist wichtig, Ihre Kohlenhydratzyklen sorgfältig zu planen und Ihre Fortschritte zu überwachen.

Die Konsultation eines Ernährungsberaters kann bei der Entwicklung eines personalisierten und sicheren Plans hilfreich sein.

Kohlenhydratladephase:

Eine Ernährungsstrategie für Sportler, die die Kohlenhydrataufnahme vor einem Wettkampf erhöht, um die Glykogenspeicher zu maximieren und die Leistung zu verbessern.

Die Ladephase umfasst:

Entleerungsphase: 2 Tage mit geringem Kohlenhydratkonsum.

Ladephase: 2-3 Tage mit hohem Kohlenhydratkonsum (8-10 Gramm/kg Körpergewicht).

Erhaltungsphase: 1 Tag mit mäßigem Kohlenhydratkonsum.

Kohlenhydratladen ist nicht jedermanns Sache. Es wird empfohlen, einen Fachmann zu konsultieren.

Kohlenhydrat-Entladephase:

Eine Strategie, um die Glykogenspeicher zu reduzieren und den Körper dazu zu bringen, Fette als Energiequelle zu nutzen.

Ziele:

Muskelglykogenmangel.

Verbessern Sie die Insulinsensitivität.

Maximieren Sie die Fettverwertung.

Erhöhen Sie das GH/Cortisol-Verhältnis.

Die Entladephase dauert 2-5 Tage mit:

Geringer Kohlenhydratkonsum (50-100 Gramm/Tag). Erhöhtes Fett.

Proteinerhaltung.

Die Entladephase ist nicht für jeden zu empfehlen. Es ist wichtig, einen Fachmann zu konsultieren.

Tipps zur Aufrechterhaltung Ihrer Ernährung während Reisen und gesellschaftlichen Veranstaltungen:

Planen Sie Mahlzeiten und Snacks im Voraus.

Wählen Sie Restaurants mit gesunden Optionen.

Essen Sie in Maßen und übertreiben Sie es nicht mit den Portionen. Trink viel Wasse r.

Seien Sie flexibel und erlauben Sie sich auch mal einen Ausrutscher.

Bleibe aktiv.

Suchen Sie Unterstützung bei Freunden und Familie.

Zusammenfassend lässt sich sagen, dass Carb Cycling ein wirksames Instrument zum Erreichen verschiedener Gesundheits- und Leistungsziele sein kann. Es ist jedoch wichtig, es richtig und unter Aufsicht eines qualifizierten Fachmanns anzuwenden. Darüber hinaus ist die Aufrechterhaltung einer gesunden Ernährung auf Reisen und bei gesellschaftlichen Veranstaltungen mit ein wenig Planung und Bewusstsein möglich.

ZUKÜNFTIGE PERSPEKTIVEN DER CARB-CYCLING-DIÄT

Forschung und Entwicklung:

Es entstehen neue Forschungsergebnisse, um die Auswirkungen des Kohlenhydratkreislaufs auf verschiedene Gesundheitsaspekte wie Stoffwechselgesundheit, kognitive Funktion und Langlebigkeit besser zu verstehen.

Die Entwicklung fortschrittlicher Technologien wie die kontinuierliche Glukoseüberwachung könnte genauere Informationen über Blutzuckertrends und die Auswirkungen des Kohlenhydratkreislaufs auf diese liefern.

Der Einsatz von Computermodellen und Modellen der künstlichen Intelligenz könnte dabei helfen, den Kohlenhydratkreislauf an die individuellen Bedürfnisse anzupassen.

Anwendungen in verschiedenen Kontexten:

Carb Cycling könnte in neuen Kontexten Anwendung finden, etwa bei der Diabetesbehandlung, der Prävention von Herz-Kreislauf-Erkrankungen und der Behandlung von Fettleibigkeit.

Für verschiedene Personengruppen wie Sportler, ältere Menschen, schwangere Frauen und Kinder könnten spezifische Carb-Cycling-Pläne entwickelt werden.

Die Verbreitung von Online-Ernährungsschulungs- und Coaching-Programmen könnte die Einführung des Kohlenhydrat-Radfahrens auf sichere und informierte Weise erleichtern.

Herausforderungen und Überlegungen:

Es ist wichtig, die potenziellen Risiken und Nebenwirkungen einer langfristigen Kohlenhydratzufuhr zu erkennen.

Die Nachhaltigkeit des
Kohlenhydratkreislaufs im Laufe der Zeit
und seine Vereinbarkeit mit vielfältigen
Lebensstilen erfordern weitere
Untersuchungen.

Die Entwicklung standardisierter Richtlinien
und Protokolle für die Umsetzung des Carb-
Cycling ist von entscheidender Bedeutung,
um dessen Sicherheit und Wirksamkeit zu
gewährleisten.

Zusammenfassend stellt Carb Cycling einen
vielversprechenden Ernährungsansatz mit
mehreren potenziellen
Anwendungsmöglichkeiten dar.
Kontinuierliche Forschung und Entwicklung
in diesem Bereich sowie eine sorgfältige
Bewertung von Risiken und Nutzen werden
dazu beitragen, die Rolle des
Kohlenhydratkreislaufs bei der Förderung
von Gesundheit und Wohlbefinden zu
definieren.

REZEPTE FÜR VORSPEISEN

BRUSCHETTA MIT TOMATE UND BASILIKUM

Zubereitungszeit: 10 Minuten

Kochzeit: 5 Minuten

Dosierung für 2 Personen:

Zutaten:

200 g selbstgebackenes Brot

150 g reife Tomaten

10 g frisches Basilikum

20 g natives Olivenöl extra

5 g Knoblauch (optional)

Salz und Pfeffer nach Geschmack

Vorbereitung

Tomaten waschen und trocknen. In Würfel schneiden und in eine Schüssel geben. Gehacktes Basilikum, natives Olivenöl extra, gehackten Knoblauch (optional), Salz und Pfeffer hinzufügen. Gut vermischen und 10 Minuten ruhen lassen. Toasten Sie die selbstgebackenen Brotscheiben. Reiben Sie die Brotscheiben mit Knoblauch ein (optional). Die Brotscheiben mit der Tomaten-Basilikum-Mischung würzen. Sofort servieren.

Nährwerte (pro Portion):

Kalorien: 200 kcal

Kohlenhydrate: 25 g

Protein: 5 g

Fett: 10 g

CROSTINI MIT SCHWARZEN
AUS OLIVENPATTE

Zubereitungszeit: 15 Minuten

Kochzeit: 0 Minuten

Dosierung für 2 Personen:

Zutaten:

160 g toskanisches Brot

100 g schwarze Oliven

50 g gesalzene Kapern

50 g gesalzene Sardellen

40 g natives Olivenöl extra

15 g Zitronensaft

Salz und Pfeffer nach Geschmack

Vorbereitung

Die schwarzen Oliven entkernen und unter fließendem Wasser abspülen. Kapern und Sardellen entsalzen. Alle Zutaten in einen Mixer geben und mixen, bis eine glatte Pastete entsteht. Mit Salz und Pfeffer würzen. Toasten Sie die toskanischen Brotscheiben. Die schwarze Olivenpastete auf den Brotscheiben verteilen. Sofort servieren.

Nährwerte (pro Portion):

Kalorien: 250 kcal

Kohlenhydrate: 20 g

Protein: 10 g

Fett: 15 g

CAPRESE-SALAT

Zubereitungszeit: 10 Minuten

Kochzeit: 0 Minuten

Dosierung für 2 Personen:

Zutaten:

200 g reife Tomaten

125 g Büffelmozzarella

20 g frisches Basilikum

30 g natives Olivenöl extra

Salz und Pfeffer nach Geschmack

Vorbereitung

Tomaten waschen und trocknen. Schneiden Sie sie in dicke Scheiben. Den Büffelmozzarella in dicke Scheiben schneiden. Die Tomaten- und Mozzarellascheiben abwechselnd auf einem Servierteller anrichten. Fügen Sie die frischen Basilikumblätter hinzu. Mit nativem Olivenöl extra, Salz und Pfeffer würzen. Sofort servieren.

Nährwerte (pro Portion):

Kalorien: 250 kcal

Kohlenhydrate: 15 g

Protein: 10 g

Fett: 15 g

RINDERCARPACCIO MIT RUCOLA UND PARMESAN FLOCKEN

Zubereitungszeit: 15 Minuten

Kochzeit: 0 Minuten

Dosierung für 2 Personen:

Zutaten:

225 g Rindercarpaccio

75 g wilder Rucola

75 g Parmigiano Reggiano

30 g natives Olivenöl extra

15 g Zitronensaft

Salz und Pfeffer nach Geschmack

Vorbereitung

Die Rinder-Carpaccio-Scheiben auf einem Servierteller anrichten. Mit nativem Olivenöl extra, Zitronensaft, Salz und Pfeffer würzen. Den wilden Rucola und die Parmigiano-Reggiano-Flocken hinzufügen.

Sofort servieren.

Nährwerte (pro Portion):

Kalorien: 300 kcal

Kohlenhydrate: 5 g

Protein: 25 g

Fett: 20 g

SCHINKEN UND MELONE

Zubereitungszeit: 5 Minuten

Kochzeit: 0 Minuten

Dosierung für 2 Personen:

Zutaten:

225 g Rohschinken

450 g Melone

1 Zweig Minze (optional)

Vorbereitung

Schneiden Sie die Melone in Scheiben und dann in Würfel. Jeden Melonenwürfel mit einer Scheibe Rohschinken umwickeln. Die Schinken- und Melonenstücke auf einem Servierteller anrichten. Mit einem Minzblatt dekorieren (optional).

Sofort servieren.

Nährwerte (pro Portion):

Kalorien: 200 kcal

Kohlenhydrate: 15 g

Protein: 10 g

Fett: 10 g

CANAPES MIT ZIEGENKÄSE UND HONIG

Zubereitungszeit: 10 Minuten

Kochzeit: 0 Minuten

Dosierung für 2 Personen:

Zutaten:

8 Scheiben toskanisches Brot

150 g Ziegenkäse

30 g Honig

15 Nüsse

Vorbereitung:

Toasten Sie die toskanischen Brotscheiben. Den Ziegenkäse auf den Brotscheiben verteilen. Fügen Sie einen Spritzer Honig hinzu. Mit gehackten Walnüssen garnieren.

Sofort servieren.

Nährwerte (pro Portion):

Kalorien: 300 kcal

Kohlenhydrate: 30 g

Protein: 10 g

Fett: 20 g

GEGRILLTE GARNELEN MIT INGWERSAUCE

Zubereitungszeit: 15 Minuten

Kochzeit: 10 Minuten

Dosierung für 2 Personen:

Zutaten:

12 Garnelen

2 Esslöffel natives Olivenöl extra

1 Knoblauchzehe

1 Zweig Thymian, Salz und Pfeffer nach Geschmack

Für die Ingwersauce:

50 g frischer Ingwer

2 Esslöffel Limettensaft

1 Esslöffel Sojasauce

1 Esslöffel Honig

Vorbereitung:

Für die Garnelen: Reinigen Sie die Garnelen, indem Sie den Panzer und die Eingeweide entfernen. Spülen Sie sie unter fließendem Wasser ab und trocknen Sie sie mit Küchenpapier. Würzen Sie sie mit nativem Olivenöl extra, Salz und Pfeffer. Erhitzen Sie einen Grill bei mittlerer bis hoher Hitze. Die Garnelen auf jeder Seite 2–3 Minuten braten, bis sie rosa und gar sind. Nehmen Sie sie aus dem Ofen und halten Sie sie warm. Für die Ingwersauce: Den frischen Ingwer reiben. In einer Schüssel den geriebenen Ingwer mit Limettensaft, Sojasauce, Honig und zerstoßener roter Paprika (optional) vermischen. Die Ingwersauce zu den gegrillten Garnelen servieren.

Nährwerte (pro Portion):

Kalorien: 300 kcal

Kohlenhydrate: 5 g

Protein: 25 g

Fett: 20 g

ARTISCHOCKEN-KARTOFFEL-CREME

Zubereitungszeit: 20 Minuten

Kochzeit: 30 Minuten

Dosierung für 2 Personen:

Zutaten:

4 Artischocken

2 Kartoffeln

1 Zwiebel

1 Schalotte

1 Stange Sellerie

1 Lorbeerblatt

1 Liter Gemüsebrühe

2 Esslöffel natives Olivenöl extra

50 ml frische Sahne (optional)

Salz und Pfeffer nach Geschmack

Vorbereitung:

Reinigen Sie die Artischocken, indem Sie die äußeren Dornen, den Stiel und die Spitzen entfernen. Schneiden Sie sie in Spalten und legen Sie sie in mit Zitronensaft angesäuertes Wasser, damit sie nicht schwarz werden. Kartoffeln schälen und in Würfel schneiden. Zwiebel, Schalotte und Sellerie fein hacken. In einer Pfanne das native Olivenöl extra erhitzen und die gehackten Zwiebeln, Schalotten und Sellerie 5 Minuten lang anbraten. Die abgetropften Artischocken und die Kartoffelwürfel dazugeben. Einige Minuten anbraten. Gemüsebrühe, Lorbeerblatt, Salz und Pfeffer hinzufügen. 30 Minuten bei schwacher Hitze kochen lassen. Alles mit einem Mixer mixen, bis eine glatte Creme entsteht. Nach Belieben frische Sahne hinzufügen und gut verrühren. Die heiße Artischocken-Kartoffel-Creme mit Croutons servieren. Nährwerte (pro Portion): Kalorien: 250 kcal. Kohlenhydrate: 30 g, Protein: 8 g. Fett: 12 g

PILZE GEFÜLLT MIT RICOTTA UND AROMATISCHEN KRÄUTERN

Zubereitungszeit: 20 Minuten

Kochzeit: 20 Minuten

Dosierung für 2 Personen:

Zutaten:

12 Champignons

250 g Ricotta

50 g geriebener Parmesan

1 Esslöffel gehackte Petersilie

1 Esslöffel gehacktes Basilikum

1 gehackte Knoblauchzehe (optional)

2 Esslöffel natives Olivenöl extra

Salz und Pfeffer nach Geschmack

Vorbereitung:

Reinigen Sie die Champignons, indem Sie den Stiel entfernen. Mit einem Teelöffel das Innere der Pilze vorsichtig herauslöffeln und die Stiele fein hacken. In einer Schüssel den Ricotta mit geriebenem Parmesan, gehackter Petersilie, gehacktem Basilikum, gehacktem Knoblauch (optional), Salz und Pfeffer vermischen. Die gehackten Pilzstiele dazugeben und gut vermischen. Die Pilze mit der Ricotta-Mischung füllen. Die gefüllten Champignons auf einem mit nativem Olivenöl extra gefetteten Backblech anrichten. Im vorgeheizten Backofen bei 180 °C 20 Minuten backen. Aus dem Ofen nehmen und die gefüllten Champignons heiß servieren. Nährwerte (pro Portion):

Kalorien: 200 kcal

Kohlenhydrate: 10 g

Protein: 15 g

Fett: 12 g

ZUCCHINI-RÖLLEN MIT FRISCHKÄSE

Zubereitungszeit: 15 Minuten

Kochzeit: 15 Minuten

Dosierung für 2 Personen:

Zutaten:

2 Zucchini

200 g frischer Streichkäse

50 g gewürfelter Kochschinken

2 Esslöffel gehacktes Basilikum

1 Esslöffel natives Olivenöl extra

Salz und Pfeffer nach Geschmack

Vorbereitung:

Die Zucchini waschen und der Länge nach in dünne Scheiben schneiden. Einen Grill bei mittlerer Hitze erhitzen. Die Zucchinischeiben auf jeder Seite 2–3 Minuten anbraten, bis sie weich sind. In einer Schüssel den frischen Streichkäse mit dem gewürfelten Kochschinken, gehacktem Basilikum, Salz und Pfeffer vermischen. Die Käsemischung auf den Zucchinischeiben verteilen. Die Zucchinischeiben aufrollen, sodass Rollen entstehen. Die Zucchini-Röllchen auf einem Servierteller anrichten und mit etwas nativem Olivenöl extra beträufeln. Die Zucchini-Röllchen kalt oder warm servieren. Nährwerte (pro Portion):

Kalorien: 150 kcal

Kohlenhydrate: 5 g

Protein: 12 g

Fett: 9 g

MAIS-FRITES MIT AVOCADO SAUCE

Zubereitungszeit: 15 Minuten

Kochzeit: 10 Minuten

Dosierung für 2 Personen:

Zutaten:

150g Mais (aus der Dose oder frisch)

50 g 00-Mehl

1 Ei

1/2 weiße Zwiebel

1 grüne Chilischote

1 Esslöffel gehackter frischer Koriander

1 Limette

1 Esslöffel natives Olivenöl extra

Salz und Pfeffer nach Geschmack

Für die Avocado-Salsa:

1 reife Avocado

1/2 rote Zwiebel

1 Jalapeño-Pfeffer

1 Limette

1 Esslöffel gehackter frischer Koriander

Salz und Pfeffer nach Geschmack

Vorbereitung:

Spülen Sie den Mais unter fließendem Wasser ab, wenn er in Dosen ist. Zwiebel und grüne Chili fein hacken. In einer Schüssel Mais, Mehl, Ei, gehackte Zwiebeln, gehackte rote Paprika, gehackten Koriander, Saft einer Limette, Salz und Pfeffer vermischen. Das native Olivenöl extra in einer Pfanne bei mittlerer Hitze erhitzen. Löffelweise Teig auf jeder Seite 2-3 Minuten backen, bis die Pfannkuchen goldbraun sind.

Lassen Sie sie auf saugfähigem Papier abtropfen und halten Sie sie warm. Für die Avocado-Salsa: Avocado halbieren, Stein entfernen und schälen. Rote Zwiebel und Jalapeño-Pfeffer fein hacken. Avocado, gehackte Zwiebel, gehackte Chilischote, Saft einer Limette, gehackten Koriander, Salz und Pfeffer in einem Mixer vermischen. Mixen, bis eine cremige Sauce entsteht. Die Maisfrikadellen mit der Avocadosauce servieren.

Nährwerte (pro Portion):

Kalorien: 400 kcal

Kohlenhydrate: 45 g

Protein: 10 g

Fett: 20 g

MARINIERTE OLIVEN MIT ZITRUSFRÜCHTEN UND ROSMARIN

Zubereitungszeit: 15 Minuten

Kochzeit: 0 Minuten

Dosierung für 2 Personen:

Zutaten:

200 g schwarze Oliven

1 Orange

1 Zitrone

1 Zweig Rosmarin

1 Knoblauchzehe

100 ml natives Olivenöl extra

Salz und Pfeffer nach Geschmack

Vorbereitung:

Waschen Sie die Oliven und trocknen Sie sie mit saugfähigem Papier ab. Orange und Zitrone in dünne Scheiben schneiden. In einer Schüssel Oliven, Orangen- und Zitronenscheiben, Rosmarin, gehackten Knoblauch, Salz und Pfeffer vermischen. Das native Olivenöl extra hinzufügen und gut vermischen. Decken Sie die Schüssel mit Frischhaltefolie ab und lassen Sie sie vor dem Servieren mindestens 24 Stunden im Kühlschrank ruhen.

Nährwerte (pro Portion):

Kalorien: 200 kcal

Kohlenhydrate: 5 g

Protein: 2 g

Fett: 18 g

CROSTINI MIT FRISCHKÄSE UND ROHSCHINKEN

Zubereitungszeit: 10 Minuten

Kochzeit: 0 Minuten

Dosierung für 2 Personen:

Zutaten:

4 Scheiben Brot

100 g streichfähiger Käse

50 g Rohschinken

1 Esslöffel gehacktes

frisches Basilikum

Salz und Pfeffer

nach Geschmack

Vorbereitung:

Das Brot in Scheiben schneiden und toasten. In einer Schüssel den Frischkäse mit gehacktem Basilikum, Salz und Pfeffer vermischen. Den Frischkäse auf den gerösteten Brotscheiben verteilen. Den Rohschinken mit dem Frischkäse auf die Brotscheiben legen. Die Crostini mit Frischkäse und Rohschinken servieren.

Nährwerte (pro Portion):

Kalorien: 250 kcal

Kohlenhydrate: 25 g

Protein: 10 g

Fett: 15 g

MEERESFRÜCHTESALAT MIT GARNELEN, KRAKEN UND TINTENFISCH

Zubereitungszeit: 30 Minuten

Kochzeit: 20 Minuten

Dosierung für 2 Personen:

Zutaten:

500 g Garnelen

500 g Oktopus

500 g Calamari

1 rote Zwiebel

1 grüne Chilischote

1 Zitrone

1 Esslöffel gehackte frische Petersilie

1 Esslöffel gehacktes frisches Basilikum

5 Esslöffel natives Olivenöl extra

Salz und Pfeffer nach Geschmack

Vorbereitung:

Garnelen säubern, Panzer und Eingeweide entfernen. Reinigen Sie den Oktopus, indem Sie die Eingeweide und den Kopf entfernen. Den Tintenfisch säubern, Eingeweide, Knorpel und Haut entfernen. Garnelen, Oktopus und Tintenfisch in kochendem Salzwasser 10–15 Minuten kochen. Die Meeresfrüchte abgießen und abkühlen lassen. Garnelen, Oktopus und Tintenfisch in kleine Stücke schneiden. Rote Zwiebel und grüne Chili fein hacken. In einer Schüssel die Meeresfrüchte, gehackte Zwiebeln, gehackte Chilischote, den Saft einer Zitrone, gehackte Petersilie, gehacktes Basilikum, natives Olivenöl extra, Salz und Pfeffer vermischen. Den Meeresfrüchtesalat kalt servieren.

Nährwerte (pro Portion):

Kalorien: 300 kcal

Kohlenhydrate: 5 g

Protein: 30 g

Fett: 15 g

PIZZAS MIT TOMATEN UND MOZZARELLA

Zubereitungszeit: 20 Minuten

Kochzeit: 15 Minuten

Dosierung für 2 Personen:

Zutaten:

1 Rolle Blätterteig

200 g Kirschtomaten

1 Mozzarella

1 Esslöffel gehackter frischer Oregano

5 Esslöffel natives Olivenöl extra

Salz und Pfeffer nach Geschmack

Vorbereitung:

Den Backofen auf 200°C vorheizen. Rollen Sie den Blätterteig aus und schneiden Sie ihn in Scheiben mit einem Durchmesser von ca. 10 cm. Die Blätterteigscheiben auf einem mit Backpapier ausgelegten Backblech anordnen. Die Kirschtomaten waschen und halbieren. Den Mozzarella in Würfel schneiden. Kirschtomaten und Mozzarella auf den Blätterteigscheiben anrichten. Mit gehacktem frischem Oregano, nativem Olivenöl extra, Salz und Pfeffer würzen. Die Pizzen 15 Minuten im Ofen backen, bis sie goldbraun sind. Servieren Sie die Pizzen heiß.

Nährwerte (pro Portion):

Kalorien: 250 kcal

Kohlenhydrate: 25 g

Protein: 10 g

Fett: 15 g

SPARGEL IN KOCHSCHINKEN MANTEL

Zubereitungszeit: 10 Minuten

Kochzeit: 15 Minuten

Dosierung für 2 Personen:

Zutaten:

1 Bund Spargel

100 g Kochschinken

50 g geriebener

Parmigiano Reggiano

2 Esslöffel natives Olivenöl extra

Salz und Pfeffer nach Geschmack

Vorbereitung:

Den Spargel waschen und das harte Ende abschneiden. Jeden Spargel mit einer Scheibe Kochschinken umwickeln. Den mit Kochschinken umwickelten Spargel auf einem mit Backpapier ausgelegten Backblech anrichten. Mit nativem Olivenöl extra, geriebenem Parmigiano Reggiano, Salz und Pfeffer würzen. Den Spargel 15 Minuten im Ofen garen, bis er goldbraun ist. Den Spargel heiß servieren.

Nährwerte (pro Portion):

Kalorien: 200 kcal

Kohlenhydrate: 5 g

Protein: 15 g

Fett: 10 g

THUNFISCH-TATAR MIT AVOCADO UND LIMETTE

Zubereitungszeit: 15 Minuten

Kochzeit: 0 Minuten

Dosierung für 2 Personen

Zutaten:

200 g gekühlter frischer Thunfisch

1 Avocado

1 Limette

1 Esslöffel Öl

Natives Olivenöl extra

Salz und Pfeffer nach Geschmack

Vorbereitung:

Den Thunfisch in etwa 1 cm große Würfel schneiden. Schneiden Sie die Avocado in gleich große Würfel wie den Thunfisch. Die Limette auspressen und den Saft extrahieren. In einer Schüssel Thunfisch, Avocado, Limettensaft, natives Olivenöl extra, Salz und Pfeffer vermischen. Servieren Sie das Thunfischtatar mit Avocado und Limette auf Croutons oder mit einem grünen Salat.

Nährwerte (pro Portion):

Kalorien: 350

Fett: 25 g

Protein: 30 g

Kohlenhydrate: 5 g

AUBERGINEN-FLEISCHBÄLLCHEN

Zubereitungszeit: 30 Minuten

Kochzeit: 30 Minuten

Dosierung für 4 Personen

Zutaten:

2 Auberginen

50 g Semmelbrösel

50 g geriebener Parmesan

1 Ei

1 Zwiebel

1 Knoblauchzche

1 Zweig Basilikum

Salz und Pfeffer nach Geschmack

Natives Olivenöl extra

Olive zum Braten

Vorbereitung:

Auberginen waschen und in Würfel schneiden. Die Auberginenwürfel in nativem Olivenöl extra goldbraun braten. Die gehackte Zwiebel und den gehackten Knoblauch in etwas nativem Olivenöl extra anbraten. Die gebratenen Auberginen und das gehackte Basilikum hinzufügen. In einer Schüssel Semmelbrösel, geriebenen Parmesan, Ei, Salz und Pfeffer vermischen. Die Auberginen zur Semmelbröselmischung geben und gut vermischen. Aus der Mischung Fleischbällchen formen und in nativem Olivenöl extra goldbraun braten. Die Auberginen-Fleischbällchen heiß servieren. Nährwerte (pro Portion):

Kalorien: 400

Fett: 25 g

Protein: 15 g

Kohlenhydrate: 30 g

CROSTINI MIT GERÄUCHERTEM LACHS UND FRISCHKÄSE

Zubereitungszeit: 15 Minuten

Kochzeit: 0 Minuten

Dosierung für 4 Personen:

Zutaten:

1 Baguette

200 g geräucherter Lachs

100 g streichfähiger Käse

1 Esslöffel gehackter Schnittlauch

1 Zitrone

Salz und Pfeffer nach Geschmack

Vorbereitung:

Das Baguette in Scheiben schneiden und toasten. In einer Schüssel Frischkäse, gehackten Schnittlauch, den Saft einer Zitrone, Salz und Pfeffer vermischen. Den Frischkäse auf den Croutons verteilen. Den Räucherlachs auf die Croutons legen. Die Crostini mit Räucherlachs und Frischkäse servieren. Tipps: Anstelle von Baguette können Sie auch Vollkornbrot oder Roggenbrot verwenden. Sie können dem Frischkäse weitere Zutaten hinzufügen, beispielsweise Kapern oder schwarze Oliven. Sie können die Croutons mit rosa Pfeffer oder frischem Dill dekorieren. Nährwerte (pro Portion):

Kalorien: 200 kcal

Kohlenhydrate: 20 g

Protein: 10 g

Fett: 10 g

HÜHNERSALAT GRIECHISCHER ART

Zubereitungszeit: 20 Minuten

Kochzeit: 30 Minuten

Dosierung für 4 Personen:

Zutaten:

400 g Hähnchenbrust

2 Tomaten

1 Gurke

1 rote Zwiebel

10 schwarze Oliven

100 g Feta

5 Esslöffel natives Olivenöl extra

2 Esslöffel gehackter frischer Oregano

Salz und Pfeffer nach Geschmack

Vorbereitung:

Die Hähnchenbrust in kochendem Salzwasser 20 Minuten kochen. Das Hähnchen in kleine Stücke schneiden. Tomaten, Gurke und rote Zwiebel in kleine Stücke schneiden. Hähnchen, Tomaten, Gurken, rote Zwiebeln, schwarze Oliven und Feta in einer Schüssel vermengen. Mit nativem Olivenöl extra, gehacktem frischem Oregano, Salz und Pfeffer würzen. Servieren Sie den griechischen Hühnersalat. Tipps: Sie können dem Hühnersalat weitere Zutaten hinzufügen, beispielsweise Paprika, Mais oder Avocado. Sie können den Feta durch Ricotta oder Mozzarella ersetzen. Griechischer Hühnersalat kann einen Tag lang im Kühlschrank aufbewahrt werden. Nährwerte (pro Portion):

Kalorien: 350 kcal

Kohlenhydrate: 15 g

Protein: 30 g

Fett: 20 g

GEGRILLTE PAPRIKA MIT SARDELLEN SAUCE

Zubereitungszeit: 20 Minuten

Kochzeit: 30 Minuten

Dosierung für 2 Personen:

Zutaten:

2 Paprika

50 g Sardellen in Öl

2 Esslöffel natives Olivenöl extra

1 Knoblauchzehe

1 Esslöffel Kapern

1 Esslöffel gehackter frischer Oregano

Salz und Pfeffer nach Geschmack

Vorbereitung:

Die Paprikaschoten waschen und 20 Minuten grillen, dabei nach der Hälfte der Garzeit wenden. Paprika putzen und in Filets schneiden. In einer Pfanne das native Olivenöl extra erhitzen und den gehackten Knoblauch 1 Minute lang anbraten. Die in Öl eingelegten Sardellen und die Kapern dazugeben und 5 Minuten kochen lassen. Die gegrillten Paprikaschoten, gehackten frischen Oregano, Salz und Pfeffer hinzufügen. Weitere 5 Minuten kochen lassen. Die gegrillten Paprikaschoten mit Sardellensauce servieren. Sie können die Sardellen in Öl durch schwarze Oliven ersetzen

Nährwerte (pro Portion):

Kalorien: 250 kcal

Kohlenhydrate: 10 g

Protein: 15 g

Fett: 15 g

CANAPES MIT WACHTELEIER UND KNUSPRIGEM SPECK

Zubereitungszeit: 15 Minuten

Kochzeit: 10 Minuten

Dosierung für 2 Personen:

Zutaten:

4 Scheiben Brot

4 Wachteleier

4 Scheiben Speck

1 Esslöffel Öl

Natives Olivenöl extra

Salz und Pfeffer nach Geschmack

Vorbereitung:

Erhitzen Sie das native Olivenöl extra in einer Pfanne und braten Sie die Speckscheiben darin auf jeder Seite 5 Minuten lang an, bis sie knusprig sind. Die Wachteleier in der Pfanne 2 Minuten pro Seite kochen. Die Brotscheiben toasten. Die Speckscheiben auf den Brotscheiben anrichten. Die Wachteleier auf den Speck legen. Mit Salz und Pfeffer würzen. Servieren Sie die Canapés mit Wachteleiern und knusprigem Speck. Nährwerte (pro Portion):

Kalorien: 300 kcal

Kohlenhydrate: 20 g

Protein: 20 g

Fett: 20 g

OFENGEKOCHTER SCHINKEN MIT FEIGEN UND KÄSE

Zubereitungszeit: 15 Minuten

Kochzeit: 15 Minuten

Dosierung für 2 Personen:

Zutaten:

100 g Kochschinken

4 Feigen

50 g Fontina-Käse

25 g gehackte Walnüsse

1 Esslöffcl Honig

½ Esslöffel Öl

Natives Olivenöl extra

Salz und Pfeffer nach Geschmack

Vorbereitung:

Den Backofen auf 200°C vorheizen. Die Feigen halbieren. Die Kochschinkenscheiben auf einem mit Backpapier ausgelegten Backblech anrichten. Die Feigen auf den Kochschinken legen. Die Fontina in Würfel schneiden und auf den Feigen anrichten. Mit gehackten Walnüssen bestreuen. Mit Honig und nativem Olivenöl extra beträufeln. Mit Salz und Pfeffer würzen. 15 Minuten im Ofen backen. Den gebackenen Schinken mit Feigen und Käse servieren. Tipps: Sie können die Fontina durch Gorgonzola oder Mozzarella ersetzen. Zu den gehackten Nüssen können Sie auch gehackte Mandeln oder gehackte Pistazien hinzufügen. Sie können den gebackenen Schinken mit Feigen und Käse mit einem grünen Salat begleiten. Nährwerte (pro Portion): Kalorien: 200 kcal

Kohlenhydrate: 12,5 g

Protein: 12,5 g

Fett: 10 g

CROSTINI MIT SAUTIERTEN STEINPILZE

Zubereitungszeit: 20 Minuten

Kochzeit: 20 Minuten

Dosierung für 2 Personen:

Zutaten:

1 Baguettebrot

200 g Steinpilze

½ Schalotte

1 Knoblauchzehe

2 ½ Esslöffel Öl

Natives Olivenöl extra

½ Zweig frischer Thymian

Salz und Pfeffer nach Geschmack

Vorbereitung:

Das Baguette in Scheiben schneiden und toasten. Steinpilze putzen und in kleine Stücke schneiden. Schalotte und Knoblauch hacken. In einer Pfanne das native Olivenöl extra erhitzen und die gehackten Schalotten und den gehackten Knoblauch 2,5 Minuten anbraten. Die Steinpilze hinzufügen und 7,5 Minuten kochen lassen. Den frischen Thymian, Salz und Pfeffer hinzufügen. Weitere 2,5 Minuten kochen lassen. Die Crostini mit sautierten Steinpilzen servieren. Tipps: Zu den Steinpilzen können Sie auch andere Pilze wie Champignons oder Pleurotus hinzufügen. Sie können den frischen Thymian durch frischen Rosmarin oder frischen Salbei ersetzen. Sie können die Crostini mit sautierten Steinpilzen und einem Glas Rotwein begleiten. Nährwerte (pro Portion): Kalorien: 150 kcal

Kohlenhydrate: 10 g

Protein: 5 g

Fett: 10 g

SCHWERTFISCH-CARPACCIO MIT MINZ-SAUCE

Zubereitungszeit: 15 Minuten

Kochzeit: 0 Minuten

Dosierung für 2 Personen:

Zutaten:

200 g geräucherter Schwertfisch

100 g griechischer Joghurt

50 g Ricotta

10 frische Minzblätter

½ Zitrone

Salz und Pfeffer nach Geschmack

Vorbereitung:

Die geräucherten Schwertfischscheiben auf einer Servierplatte anrichten. In einer Schüssel griechischen Joghurt, Ricotta, gehackte frische Minze, den Saft einer halben Zitrone, Salz und Pfeffer vermischen. Die Minzsauce über das Schwertfisch-Carpaccio gießen. Das Schwertfisch-Carpaccio mit Minzsauce servieren. Tipps: Sie können den Ricotta durch streichfähigen Käse ersetzen. Sie können der Minzsauce auch frisches Basilikum oder frische Petersilie hinzufügen. Sie können das Schwertfisch-Carpaccio mit Minzsauce mit einem grünen Salat begleiten. Nährwerte (pro Portion):

Kalorien: 300 kcal

Kohlenhydrate: 5 g

Protein: 30 g

Fett: 20 g

AVOCADO-TOMATEN-SALAT

Zubereitungszeit: 10 Minuten

Kochzeit: 0 Minuten

Dosierung für 2 Personen:

Zutaten:

1 Avocado

100 g Kirschtomaten

½ rote Zwiebel

1 Esslöffel natives Olivenöl extra

1 Esslöffel Zitronensaft

Salz und Pfeffer nach Geschmack

Vorbereitung:

Die Avocado halbieren, den Stein entfernen, schälen und in kleine Stücke schneiden. Die Kirschtomaten halbieren. Die rote Zwiebel hacken. In einer Schüssel Avocado, Kirschtomaten, rote Zwiebeln, natives Olivenöl extra, Zitronensaft, Salz und Pfeffer vermischen. Den Avocado-Kirschtomaten-Salat servieren. Tipps: Sie können dem Avocado-Kirschtomaten-Salat auch andere Zutaten hinzufügen, beispielsweise Gurken, Paprika oder schwarze Oliven. Sie können den Zitronensaft durch Balsamico-Essig ersetzen. Sie können den Avocado-Kirschtomaten-Salat mit geröstetem Brot begleiten. Nährwerte (pro Portion):

Kalorien: 200 kcal

Kohlenhydrate: 10 g

Protein: 5 g

Fett: 15 g

GEGRILLTE ZUCCHINI
MIT BASILIKUM PESTO

Zubereitungszeit: 20 Minuten

Kochzeit: 15 Minuten

Dosierung für 2 Personen:

Zutaten:

2 Zucchini

50 g frisches Basilikum

2 Esslöffel Pinienkerne

2 Esslöffel geriebener Parmesan

50 g natives Olivenöl extra

Salz und Pfeffer nach Geschmack

Vorbereitung:

Die Zucchini waschen und in dünne Scheiben schneiden. Die Zucchini auf jeder Seite 5 Minuten grillen. In einem Mixer frisches Basilikum, Pinienkerne, geriebenen Parmesan, natives Olivenöl extra, Salz und Pfeffer vermischen. Die gegrillten Zucchini mit dem Basilikumpesto würzen. Die gegrillten Zucchini mit Basilikumpesto servieren. Tipps: Sie können dem Basilikumpesto auch andere Zutaten hinzufügen, beispielsweise Walnüsse oder Mandeln. Sie können den Parmesan durch Pecorino Romano ersetzen. Zu den gegrillten Zucchini können Sie Basilikumpesto mit Ofenkartoffeln servieren. Nährwerte (pro Portion):

Kalorien: 250 kcal

Kohlenhydrate: 10 g

Protein: 10 g

Fett: 15 g

CANAPES MIT MARINIERTEM LACHS UND AVOCADO-CREME

Zubereitungszeit: 20 Minuten

Kochzeit: 0 Minuten

Dosierung für 2 Personen:

Zutaten:

4 Scheiben Brot

100 g marinierter Lachs

½ Avocado

½ Zitrone

1 Esslöffel Öl

Natives Olivenöl extra

Salz und Pfeffer

nach Geschmack

Vorbereitung:

Das Brot in Scheiben schneiden und toasten. Den marinierten Lachs in Scheiben schneiden. In einer Schüssel die Avocado mit einer Gabel zerdrücken. Den Saft einer halben Zitrone, das native Olivenöl extra, Salz und Pfeffer hinzufügen. Die Avocadocreme auf die gerösteten Brotscheiben streichen. Die marinierten Lachsscheiben auf die Avocadocreme legen. Die Canapés mit mariniertem Lachs und Avocadocreme servieren. Tipps: Sie können der Avocadocreme auch andere Zutaten hinzufügen, beispielsweise Kirschtomaten oder Schnittlauch. Sie können den marinierten Lachs durch geräucherten Lachs ersetzen. Zu den Canapés mit mariniertem Lachs und Avocadocreme können Sie einen grünen Salat servieren. Nährwerte (pro Portion): Kalorien: 300 kcal

Kohlenhydrate: 20 g

Protein: 15 g

Fett: 20 g

FLEISCHBÄLLCHEN MIT SAUCE

Zubereitungszeit: 30 Minuten

Kochzeit: 40 Minuten

Dosierung für 2 Personen:

Zutaten:

300 g Hackfleisch

50 g altbackenes Brot

100 ml Milch

1 Ei

50 g geriebener Parmesan

Frische Petersilie nach Geschmack

Salz und Pfeffer nach Geschmack

Für die Soße:

400 g geschälte Tomaten

1 Zwiebel

1 Knoblauchzehe

2 Esslöffel natives Olivenöl extra

Salz und Pfeffer nach Geschmack

Vorbereitung:

Das altbackene Brot in einer Schüssel 10 Minuten in Milch einweichen. Drücken Sie das Brot aus und zerkrümeln Sie es in die Schüssel. Das Hackfleisch, das Ei, den geriebenen Parmigiano Reggiano, die gehackte frische Petersilie, Salz und Pfeffer hinzufügen. Die Mischung gut durchkneten, bis eine homogene Masse entsteht. Aus der Mischung Fleischbällchen formen. In einer Pfanne das native Olivenöl extra erhitzen und die gehackte Zwiebel und den gehackten Knoblauch 5 Minuten anbraten. Die geschälten Tomaten hinzufügen und 15 Minuten kochen lassen. Die Fleischbällchen zur Sauce geben und 25 Minuten kochen lassen.

Servieren Sie die Fleischbällchen mit Soße und frischem Brot. Tipps: Sie können der Fleischbällchenmischung auch andere Zutaten hinzufügen, beispielsweise Mortadella oder gehackte Salami. Sie können den Parmesan durch Pecorino Romano ersetzen. Zu den Fleischbällchen können Sie Soße mit Kartoffelpüree oder Nudeln mit Tomatensoße servieren.

Nährwerte (pro Portion):

Kalorien: 450 kcal

Kohlenhydrate: 25 g

Protein: 30 g

Fett: 25 g

AUBERGINENRÖLLCHEN MIT RICOTTA UND SPINAT

Zubereitungszeit: 30 Minuten

Kochzeit: 30 Minuten

Dosierung für 2 Personen:

Zutaten:

2 Auberginen

200 g Ricotta

200 g Spinat

1 Zwiebel

1 Knoblauchzehe

2 Esslöffel Öl

Natives Olivenöl extra

Salz und Pfeffer nach Geschmack

Vorbereitung:

Auberginen waschen und in dünne Scheiben schneiden. Die Auberginen auf jeder Seite 2 Minuten grillen. In einer Pfanne das native Olivenöl extra erhitzen und die gehackte Zwiebel und den gehackten Knoblauch 5 Minuten anbraten. Den Spinat hinzufügen und 10 Minuten kochen lassen. In einer Schüssel Ricotta, gekochten Spinat, Salz und Pfeffer vermischen. Die Auberginenscheiben mit der Ricotta-Spinat-Mischung füllen. Die Auberginenscheiben aufrollen und mit einem Zahnstocher feststecken. Die Auberginenröllchen bei 180°C 20 Minuten backen. Die Auberginenröllchen mit Ricotta und Spinat servieren. Tipps: Sie können der Ricotta-Spinat-Mischung auch andere Zutaten hinzufügen, beispielsweise gehackten Mozzarella oder geriebenen Parmesan. Sie können den Spinat durch Mangold oder Rübengrün ersetzen. Nährwerte (pro Portion): Kalorien: 200 kcal, Kohlenhydrate: 15 g Protein: 20 g, Fett: 15 g

CROSTINI MIT GETROCKNETER TOMATEN UND OLIVENCREME

Zubereitungszeit: 15 Minuten

Kochzeit: 0 Minuten

Dosierung für 2 Personen:

Zutaten:

4 Scheiben Brot

100 g getrocknete Tomaten

50 g schwarze Oliven

2 Esslöffel Öl

Natives Olivenöl extra

1 Knoblauchzehe

Salz und Pfeffer nach Geschmack

Vorbereitung:

Das Brot in Scheiben schneiden und toasten. In einem Mixer die getrockneten Tomaten, schwarzen Oliven, natives Olivenöl extra, gehackten Knoblauch, Salz und Pfeffer vermischen. Die getrocknete Tomaten- und Olivencreme auf die gerösteten Brotscheiben streichen. Die Crostini mit getrockneter Tomatencreme und Oliven servieren. Tipps: Sie können der getrockneten Tomaten-Oliven-Creme auch andere Zutaten hinzufügen, beispielsweise Kapern oder Kleiepaprika. Sie können die schwarzen Oliven durch grüne Oliven ersetzen. Sie können die Crostini mit getrockneter Tomatencreme und Oliven mit einem Glas Rotwein begleiten. Nährwerte (pro Portion):

Kalorien: 250 kcal

Kohlenhydrate: 20 g

Protein: 5 g

Fett: 15 g

GARNELEN-MANGO-SALAT

Zubereitungszeit: 20 Minuten

Kochzeit: 10 Minuten

Dosierung für 2 Personen:

Zutaten:

200 g Garnelen

1 Mango

1 Avocado

1 rote Zwiebel

1 grüne Chilischote

1 Limette

2 Esslöffel Öl

Natives Olivenöl extra

Salz und Pfeffer nach Geschmack

Vorbereitung:

Die Garnelen putzen und in einer Pfanne mit nativem Olivenöl extra 5 Minuten pro Seite anbraten. Die Mango in Würfel schneiden. Die Avocado in Scheiben schneiden. Rote Zwiebel und grüne Chili hacken. In einer Schüssel die gekochten Garnelen, Mango, Avocado, gehackte rote Zwiebeln, gehackte grüne Chilischote, den Saft einer Limette, natives Olivenöl extra, Salz und Pfeffer vermischen. Den Garnelen-Mango-Salat servieren. Tipps: Sie können dem Garnelen-Mango-Salat auch andere Zutaten wie Kirschtomaten oder Ananas hinzufügen. Sie können die Limette durch Zitrone ersetzen. Sie können den Garnelen-Mango-Salat mit Basmatireis oder Quinoa begleiten. Nährwerte (pro Portion): Kalorien: 350 kcal

Kohlenhydrate: 25 g

Protein: 25 g

Fett: 20 g

BRUSCHETTA MIT GERÖSTETEN TOMATEN UND BURRATA

Zubereitungszeit: 20 Minuten

Kochzeit: 20 Minuten

Dosierung für 2 Personen:

Zutaten:

4 Scheiben Brot

400 g Kirschtomaten

200 g Burrata

2 Esslöffel Öl

Natives Olivenöl extra

1 Knoblauchzehe

Frischer Basilikum nach Geschmack

Salz und Pfeffer nach Geschmack

Vorbereitung:

Den Backofen auf 200°C vorheizen. Die Kirschtomaten waschen und halbieren. Die Kirschtomaten auf einem mit Backpapier ausgelegten Backblech anrichten. Die Kirschtomaten mit nativem Olivenöl extra, Salz und Pfeffer würzen. Die Kirschtomaten 20 Minuten backen. Das Brot in Scheiben schneiden und toasten. Reiben Sie die Brotscheiben mit Knoblauch ein. Die Burrata auf die Brotscheiben legen. Die gerösteten Kirschtomaten hinzufügen. Mit frischem Basilikum dekorieren. Servieren Sie die Bruschetta mit gerösteten Kirschtomaten und Burrata. Tipps: Sie können den gerösteten Kirschtomaten auch andere Zutaten hinzufügen, beispielsweise schwarze Oliven oder Kapern. Sie können die Burrata durch Büffelmozzarella ersetzen. Sie können die Bruschetta mit gerösteten Kirschtomaten und Burrata mit einem Glas Weißwein begleiten. Nährwerte (pro Portion): Kalorien: 400 kcal, Kohlenhydrate: 30 g, Protein: 20 g, Fett: 25 g

CROSTINI MIT ROHSCHINKEN UND FIG

Zubereitungszeit: 10 Minuten

Kochzeit: 0 Minuten

Dosierung für 2 Personen:

Zutaten:

4 Scheiben Brot

100 g Rohschinken

4 Feigen

1 Stück Butter

Salz und Pfeffer

nach Geschmack

Vorbereitung:

Das Brot in Scheiben schneiden und toasten.
Die Feigen halbieren. In einer Pfanne die
Butter bei schwacher Hitze schmelzen. Die
Brotscheiben in die Pfanne legen und auf
jeder Seite 2 Minuten braten. Den
Rohschinken auf die Brotscheiben legen.
Feigen hinzufügen. Mit Salz und Pfeffer
würzen. Die Crostini mit Rohschinken und
Feigen servieren. Tipps: Sie können den
Feigen auch andere Zutaten hinzufügen, zum
Beispiel Honig oder Nüsse. Sie können den
Rohschinken durch Bresaola ersetzen. Sie
können die Crostini mit Rohschinken und
Feigen mit einem Glas Rotwein begleiten.
Nährwerte (pro Portion):

Kalorien: 300 kcal

Kohlenhydrate: 25 g

Protein: 15 g

Fett: 20 g

GEBACKENE GEMISCHTE GEMÜSEKUCHEN

Zubereitungszeit: 30 Minuten

Kochzeit: 40 Minuten

Dosierung für 2 Personen:

Zutaten:

200 g Kartoffeln

200 g Zucchini

1 Aubergine

1 Pfeffer

1 Zwiebel

100 g geriebener Parmesan

2 Esslöffel Semmelbrösel

Extra natives Olivenöl nach Geschmack

Salz und Pfeffer nach Geschmack

Vorbereitung:

Den Backofen auf 180°C vorheizen. Das Gemüse waschen und in Würfel schneiden. Die gehackte Zwiebel in einer Pfanne mit nativem Olivenöl extra 5 Minuten anbraten. Das Gemüse hinzufügen und 15 Minuten kochen lassen. Salz und Pfeffer. In einer Schüssel das gekochte Gemüse, den geriebenen Parmesan und die Semmelbrösel vermischen. Die Masse auf ein mit Backpapier ausgelegtes Backblech gießen. 25 Minuten im Ofen backen. Servieren Sie den gebackenen gemischten Gemüsekuchen. Tipps: Sie können dem Gemüse auch andere Zutaten hinzufügen, beispielsweise Kirschtomaten oder grüne Bohnen. Sie können den Parmigiano Reggiano durch Pecorino Romano ersetzen. Sie können die gebackene Gemüsepastctc mit einem grünen Salat begleiten. Nährwerte (pro Portion):

Kalorien: 350 kcal, Kohlenhydrate: 30 g

Protein: 15 g, Fett: 20 g

THUNFISCH- UND KARTOFFEL FLEISCHBÄLLCHEN

Zubereitungszeit: 20 Minuten

Kochzeit: 30 Minuten

Dosierung für 2 Personen:

Zutaten:

200 g Thunfisch aus der Dose

2 Kartoffeln

1 Ei

50 g altbackenes Brot

1 Esslöffel Parmesan

geriebener Reggiano-Käse

Frische Petersilie nach Geschmack

Salz und Pfeffer nach Geschmack

Vorbereitung:

Kochen Sie die Kartoffeln und zerstampfen Sie sie. In einer Schüssel den abgetropften Thunfisch, das Kartoffelpüree, das Ei, das zerkrümelte Altbrot, den geriebenen Parmigiano Reggiano, die gehackte frische Petersilie, Salz und Pfeffer vermischen. Aus der Mischung Fleischbällchen formen. Die Fleischbällchen in nativem Olivenöl extra 10 Minuten braten. Die Thunfisch-Kartoffel-Fleischbällchen servieren. Tipps: Sie können den Fleischbällchen auch andere Zutaten hinzufügen, beispielsweise schwarze Oliven oder Kapern. Sie können den Parmigiano Reggiano durch Pecorino Romano ersetzen. Sie können die Thunfisch-Kartoffel-Fleischbällchen mit einem Tomatensalat begleiten. Nährwerte (pro Portion):

Kalorien: 400 kcal

Kohlenhydrate: 35 g

Protein: 25 g

Fett: 20 g

CANAPÉS MIT LACHSMUSSE

Zubereitungszeit: 15 Minuten

Kochzeit: 0 Minuten

Dosierung für 2 Personen:

Zutaten:

4 Scheiben Brot

100 g geräucherter Lachs

50 g Ricotta

2 Esslöffel frische Sahne

1 Esslöffel Zitronensaft

Salz und Pfeffer nach Geschmack

Vorbereitung:

In einem Mixer Räucherlachs, Ricotta, frische Sahne, Zitronensaft, Salz und Pfeffer vermischen. Das Brot in Scheiben schneiden und toasten. Die Lachsmousse auf den gerösteten Brotscheiben verteilen. Die Canapés mit Lachsmousse servieren. Tipps: Sie können der Lachsmousse auch andere Zutaten hinzufügen, beispielsweise Schnittlauch oder Kapern. Sie können den Ricotta durch streichfähigen Käse ersetzen. Sie können die Lachsmousse-Häppchen mit einem grünen Salat begleiten. Nährwerte (pro Portion):

Kalorien: 300 kcal

Kohlenhydrate: 20 g

Protein: 20 g

Fett: 20 g

REISSALAT MIT THUNFISCH UND GEMÜSE

Zubereitungszeit: 20 Minuten

Kochzeit: 15 Minuten

Dosierung für 2 Personen:

Zutaten:

160 g Reis

100 g Thunfisch aus der Dose

100 g Kirschtomaten

1 Gurke

1 Pfeffer

1 rote Zwiebel

1 Esslöffel natives Olivenöl extra

1 Esslöffel Balsamico-Essig

Salz und Pfeffer nach Geschmack

Vorbereitung:

Den Reis in kochendem Salzwasser 15 Minuten kochen. Nehmen Sie den Reis heraus und kühlen Sie ihn unter fließendem Wasser ab. Kirschtomaten, Gurke und Paprika in Würfel schneiden. Die rote Zwiebel hacken. In einer Schüssel Reis, abgetropften Thunfisch, Kirschtomaten, Gurke, Paprika, rote Zwiebel, natives Olivenöl extra, Balsamico-Essig, Salz und Pfeffer vermischen. Den Reissalat mit Thunfisch und Gemüse servieren. Tipps: Sie können dem Reissalat auch andere Zutaten hinzufügen, beispielsweise schwarze Oliven oder Mais. Sie können Thunfisch aus der Dose durch in der Pfanne angebratenen frischen Thunfisch ersetzen. Den Reissalat mit Thunfisch und Gemüse können Sie mit einem Glas Weißwein begleiten. Nährwerte (pro Portion):

Kalorien: 400 kcal. Kohlenhydrate: 40 g

Protein: 25 g, Fett: 20 g

CROSTINI MIT SCHAFSKÄSE UND HONIG

Zubereitungszeit: 10 Minuten

Kochzeit: 0 Minuten

Dosierung für 2 Personen:

Zutaten:

4 Scheiben Brot

100 g Schafskäse

50 g Honig

1 Stück Butter

Salz und Pfeffer nach Geschmack

Vorbereitung:

Das Brot in Scheiben schneiden und toasten. Reiben Sie die Brotscheiben mit Knoblauch ein. Den Schafskäse in Scheiben schneiden. Den Schafskäse auf die gerösteten Brotscheiben legen. Mit Honig beträufeln. Die Crostini mit Schafskäse und Honig servieren. Tipps: Sie können dem Honig auch andere Zutaten hinzufügen, beispielsweise gehackte Walnüsse oder Haselnüsse. Sie können den Schafskäse durch gesalzenen Ricotta ersetzen. Zu den Crostini mit Schafskäse und Honig können Sie ein Glas Rotwein trinken. Nährwerte (pro Portion):

Kalorien: 300 kcal

Kohlenhydrate: 25 g

Protein: 15 g

Fett: 20 g

SCHINKEN-UND KÄSEBRÖTCHEN

Zubereitungszeit: 10 Minuten

Kochzeit: 0 Minuten

Dosierung für 2 Personen:

Zutaten:

8 Scheiben Rohschinken

100 g streichfähiger Käse

100 g Ricotta

1 Esslöffel gehackter Schnittlauch

Salz und Pfeffer nach Geschmack

Vorbereitung:

In einer Schüssel Frischkäse, Ricotta, gehackten Schnittlauch, Salz und Pfeffer vermischen. Die Masse auf den Rohschinkenscheiben verteilen. Die Rohschinkenscheiben aufrollen. Die Schinken-Käse-Röllchen servieren. Tipps: Sie können der streichfähigen Käse-Ricotta-Mischung auch andere Zutaten hinzufügen, zum Beispiel schwarze Oliven oder Kapern. Sie können den Rohschinken durch Bresaola ersetzen. Sie können die Schinken-Käse-Brötchen mit einem grünen Salat begleiten. Nährwerte (pro Portion):

Kalorien: 350 kcal

Kohlenhydrate: 15 g

Protein: 25 g

Fett: 25 g

REZEPTE
ERSTEN GÄNGE

PASTA MIT ARTISCHOCKENPESTO

Zubereitungszeit: 30 Minuten

Kochzeit: 20 Minuten

Dosierung für 2 Personen:

Zutaten:

300 g Nudeln

4 Artischocken

50 g geriebener Parmigiano

50 g geriebener Pecorino Romano

20 g Pinienkerne

4 Basilikumblätter

1 Knoblauchzehe

100 ml natives Olivenöl extra

Salz und Pfeffer nach Geschmack

Vorbereitung:

Artischocken putzen, die harten Außenblätter entfernen und die Spitzen abschneiden. Die Artischocken in 4 Teile schneiden und die inneren Haare entfernen. In einer Pfanne 2 Esslöffel natives Olivenöl extra erhitzen und den gehackten Knoblauch 1 Minute lang anbraten. Die Artischocken hinzufügen und 10 Minuten kochen lassen, bei Bedarf etwas Wasser hinzufügen. Die gekochten Artischocken mit dem geriebenen Parmigiano, dem geriebenen Pecorino Romano, den Pinienkernen, dem Basilikum, dem nativen Olivenöl extra, Salz und Pfeffer vermischen. Die Nudeln in kochendem Salzwasser kochen. Die Nudeln abgießen und mit dem Artischockenpesto würzen. Die Nudeln mit Artischockenpesto servieren. Tipps: Sie können dem Artischockenpesto auch andere Zutaten hinzufügen, beispielsweise Walnüsse oder Mandeln. Nährwerte (pro Portion): Kalorien: 500 kcal, Kohlenhydrate: 60 g, Protein: 20 g, Fett: 25 g

ZUCCHINI-SPAGHETTI MIT FRISCHER TOMATENSAUCE

Zubereitungszeit: 20 Minuten

Kochzeit: 15 Minuten

Dosierung für 2 Personen:

Zutaten:

2 Zucchini

400 g geschälte Tomaten

1 Zwiebel

1 Knoblauchzehe

2 Esslöffel natives Olivenöl extra

Salz und Pfeffer nach Geschmack

Frischer Basilikum nach Geschmack

Vorbereitung:

Die Zucchini gut waschen. Schneiden Sie die Zucchini mit einem Spezialwerkzeug, beispielsweise einem Spiralschneider oder einer Mandoline, in Spaghetti.

In einer Pfanne das native Olivenöl extra erhitzen und die gehackte Zwiebel und den gehackten Knoblauch 5 Minuten anbraten. Die geschälten Tomaten dazugeben und 10 Minuten kochen lassen, dabei mit einem Löffel zerstampfen, bis eine grobe Soße entsteht. Salz und Pfeffer. Die Zucchini-Spaghetti dazugeben und unter leichtem Rühren 5 Minuten kochen lassen. Mit frischem Basilikum dekorieren. Die Zucchini-Spaghetti mit frischer Tomatensauce servieren. Tipps: Sie können die Soße nach Ihrem Geschmack mit weiteren Zutaten anreichern, etwa mit schwarzen Oliven, Kapern, Oregano oder gehackter frischer Chilischote. Für ein vollständigeres Gericht können Sie die Zucchini-Spaghetti mit geriebenem Ricottasalat oder Parmesan servieren. Nährwerte (pro Portion): Kalorien: 200 kcal

Kohlenhydrate: 10 g

Protein: 5 g

Fett: 15 g

BLUMENKOHLRISOTTO MIT PILZEN UND PARMESAN

Zubereitungszeit: 30 Minuten

Kochzeit: 25 Minuten

Dosierung für 2 Personen:

Zutaten:

160 g Carnaroli-Reis

200 g Blumenkohl

200 g Champignons

1 Schalotte

1 Liter Gemüsebrühe

50 g geriebener Parmcsan

2 Esslöffel natives Olivenöl extra

Salz und Pfeffer nach Geschmack

Vorbereitung:

Den Blumenkohl putzen und in Röschen teilen. Die Pilze putzen und in Scheiben schneiden. Die Schalotte fein hacken. In einer Pfanne das native Olivenöl extra erhitzen und die Schalotte 2 Minuten anbraten. Den Reis dazugeben und 1 Minute rösten. Blumenkohl und Pilze hinzufügen und 5 Minuten kochen lassen. Unter ständigem Rühren nach und nach die Gemüsebrühe hinzufügen und 20 Minuten kochen lassen. Am Ende der Garzeit das Risotto mit dem geriebenen Parmesan unterrühren. Salz und Pfeffer. Das Blumenkohlrisotto mit Pilzen und Parmesan servieren. Tipps: Für einen intensiveren Geschmack können Sie den Reis in einer Pfanne mit etwas nativem Olivenöl extra rösten, bevor Sie die Brühe hinzufügen. Nährwerte (pro Portion):

Kalorien: 400 kcal, Kohlenhydrate: 50 g

Protein: 15 g. Fett: 20 g

LASAGNE MIT ARTISCHOCKEN UND SPINAT

Zubereitungszeit: 45 Minuten

Kochzeit: 40 Minuten

Dosierung für 2 Personen:

Zutaten:

250 g Lasagne-Nudeln

4 Artischocken

300 g Spinat

1 Liter Bechamel

100 g geriebener Parmesan

50 g Butter

1 Schalotte

1 Knoblauchzehe

Natives Olivenöl extra

Salz und Pfeffer nach Geschmack

Vorbereitung:

Artischocken putzen und in dünne Scheiben schneiden. Die gehackte Schalotte und den gehackten Knoblauch in einer Pfanne mit nativem Olivenöl extra 2 Minuten anbraten. Die Artischocken hinzufügen und 10 Minuten kochen lassen, bei Bedarf etwas Wasser hinzufügen. Salz und Pfeffer. Den Spinat in kochendem Salzwasser 2 Minuten blanchieren, dann auspressen und grob hacken. Den Boden einer Backform mit etwas Béchamel bestreichen. Machen Sie eine Schicht Lasagne-Nudeln, dann eine Schicht Artischocken, eine Schicht Spinat und etwas Bechamel. Wiederholen Sie die Schichten, bis die Zutaten aufgebraucht sind. Zum Abschluss eine Schicht Béchamelsauce und geriebenen Parmesan auftragen. Im vorgeheizten Backofen bei 180 °C 40 Minuten backen. Aus dem Ofen nehmen und vor dem Servieren 10 Minuten ruhen lassen. Nährwerte (pro Portion): Kalorien: 500 kcal, Kohlenhydrate: 60 g, Protein: 20 g, Fett: 25 g

GEMÜSESUPPE MIT HÜHN

Zubereitungszeit: 30 Minuten

Kochzeit: 1 Stunde

Dosierung für 2 Personen:

Zutaten:

1 500 g Hähnchenbrust

1 Karotte

1 Lauch

1/2 Zwiebel

1 Stange Sellerie

1 Kartoffel

1 Zucchini

1/4 Kohl

50 g geschälte Tomaten

1 Lorbeerblatt

2 Nelken

2,5 Liter Wasser

1 Teelöffel Salz

1/2 Teelöffel Pfefferkörner

Natives Olivenöl extra

Frische Petersilie nach Geschmack

Vorbereitung:

Hähnchenbrust putzen und waschen. In einen großen Topf das Huhn, Wasser, Salz, Pfefferkörner, Lorbeerblatt und Nelken geben. Zum Kochen bringen, dann die Hitze reduzieren und 30 Minuten kochen lassen. In der Zwischenzeit das Gemüse putzen und waschen. Karotte, Lauch, Zwiebel, Sellerie, Kartoffel und Zucchini in Stücke schneiden. Den Kohl in Streifen schneiden. In einer Pfanne einen Schuss natives Olivenöl extra erhitzen und das Gemüse 5 Minuten lang anbraten. Die geschälten Tomaten hinzufügen und 10 Minuten kochen lassen. Wenn das Hähnchen gar ist, nehmen Sie es aus der Pfanne und entbeinen Sie es.

Das Hühnerfleisch zerkleinern und zum Gemüse geben. Die gefilterte Hühnerbrühe hinzufügen und weitere 15 Minuten kochen lassen. Gemüsesuppe mit Hühnchen und gehackter frischer Petersilie servieren.
Tipps: Für einen intensiveren Geschmack können Sie das Gemüse in einer Pfanne anrösten, bevor Sie die Brühe hinzufügen. Wenn Sie eine cremigere Suppe bevorzugen, können Sie einen Teil des Gemüses mit einem Mixer pürieren, bevor Sie es in die Brühe geben. Sie können die Suppe nach Ihrem Geschmack mit weiteren Zutaten wie Reis, Nudeln oder Bohnen anreichern. Für ein vollständigeres Gericht können Sie die Suppe mit frischem Brot begleiten.
Nährwerte (pro Portion):

Kalorien: 250 kcal

Kohlenhydrate: 15 g

Protein: 25 g

Fett: 10 g

QUINOA-SALAT MIT GEGRILLTEM GEMÜSE

Zubereitungszeit: 20 Minuten

Kochzeit: 20 Minuten

Dosierung für 2 Personen:

Zutaten:

100 g Quinoa

1 Zucchini

1 rote Paprika

1 Aubergine

1 rote Zwiebel

50 g Feta

10 Kirschtomaten

Natives Olivenöl extra

Salz und Pfeffer nach Geschmack

Balsamico-Essig (optional)

Vorbereitung:

Spülen Sie den Quinoa 2 Minuten lang unter fließendem Wasser ab. Quinoa in kochendem Salzwasser 15 Minuten kochen. Quinoa abgießen und abkühlen lassen. Das Gemüse in Scheiben schneiden. Grillen Sie das Gemüse auf einem heißen Grill oder in einer Pfanne mit einem Schuss nativem Olivenöl extra. Den Feta in Würfel schneiden. In einer Schüssel Quinoa, gegrilltes Gemüse, Feta, Kirschtomaten, natives Olivenöl extra, Salz und Pfeffer vermischen. Nach Geschmack Balsamico-Essig hinzufügen. Tipps: Sie können nach Belieben weitere Zutaten hinzufügen, zum Beispiel schwarze Oliven, Kapern oder frisches Basilikum. Wenn Sie möchten, können Sie den Quinoa auch 20 Minuten lang bei 180 °C im Ofen garen. Sie können den Feta durch Ricotta-Salata oder Mozzarella ersetzen. Nährwerte (pro Portion):

Kalorien: 400 kcal, Kohlenhydrate: 40 g

Protein: 20 g, Fett: 20 g

GANZE-SPAGHETTI MIT THUNFISCH UND OLIVEN

Zubereitungszeit: 15 Minuten

Kochzeit: 10 Minuten

Dosierung für 2 Personen:

Zutaten:

160 g Vollkornspaghetti

120 g Thunfisch in Öl

50 g schwarze Oliven

2 Esslöffel natives Olivenöl extra

1 Knoblauchzehe

Salz und Pfeffer nach Geschmack

Vorbereitung:

Die Vollkornspaghetti in reichlich Salzwasser kochen. In der Zwischenzeit den Thunfisch abtropfen lassen und die Oliven abspülen. In einer Pfanne das native Olivenöl extra erhitzen und den gehackten Knoblauch 1 Minute lang anbraten. Den Thunfisch und die Oliven hinzufügen und 2 Minuten kochen lassen. Die Spaghetti abtropfen lassen und in der Pfanne mit dem Thunfisch und den Oliven 1 Minute anbraten. Salz und Pfeffer. Tipps: Sie können nach Belieben weitere Zutaten wie Kapern, Kirschtomaten oder frische Chilischoten hinzufügen. Wenn Sie möchten, können Sie natürlichen Thunfisch verwenden. Nährwerte (pro Portion):

Kalorien: 450 kcal

Kohlenhydrate: 50 g

Protein: 30 g

Fett: 20 g

GANZE GANZE TAGLIATELLE MIT RÄUCHERLACHS UND FRISCHKÄSE

Zubereitungszeit: 15 Minuten

Kochzeit: 10 Minuten

Dosierung für 2 Personen:

Zutaten:

160 g Vollkorn-Tagliatelle

100 g geräucherter Lachs

100 g streichfähiger Käse

50 ml frische Sahne

1 Esslöffel natives Olivenöl extra

Salz und Pfeffer nach Geschmack

Vorbereitung:

Die Vollkorn-Tagliatelle in reichlich Salzwasser kochen. In der Zwischenzeit das native Olivenöl extra in einer Pfanne erhitzen und den Räucherlachs 2 Minuten lang anbraten. Den Frischkäse und die frische Sahne dazugeben und unter ständigem Rühren 5 Minuten kochen lassen. Salz und Pfeffer. Die Tagliatelle abtropfen lassen und in der Pfanne mit Räucherlachs und Frischkäse 1 Minute anbraten. Tipps: Sie können nach Belieben weitere Zutaten hinzufügen, z. B. Schnittlauch oder rosa Pfeffer. Wenn Sie möchten, können Sie anstelle von Frischkäse auch Frischkäse verwenden. Nährwerte (pro Portion):

Kalorien: 500 kcal

Kohlenhydrate: 50 g

Protein: 30 g

Fett: 30 g

KOHL PAD THAI

Zubereitungszeit: 20 Minuten

Kochzeit: 15 Minuten

Dosierung für 2 Personen:

Zutaten:

150 g Grünkohl

150 g Thai-Reis

1 Esslöffel natives Olivenöl extra

1 rote Zwiebel

1 rote Paprika

1 frische Chilischote

2 Eier

2 Esslöffel Sojasauce

2 Esslöffel Limettensaft

1 Esslöffel brauner Zucker

1 Esslöffel gehackte Erdnüsse

Salz und Pfeffer nach Geschmack

Vorbereitung:

Den Grünkohl in dünne Streifen schneiden.
Den Thai-Reis in kochendem Salzwasser 10
Minuten kochen. In der Zwischenzeit das
Olivenöl extra vergine in einer Pfanne
erhitzen und die gehackte Zwiebel 2 Minuten
anbraten. Die in Streifen geschnittene
Paprika und die gehackte Chili dazugeben
und 5 Minuten kochen lassen. Fügen Sie die
Eier hinzu und kochen Sie sie als Rührei.
Thai-Reis, Grünkohl, Sojasauce,
Limettensaft, braunen Zucker und gehackte
Erdnüsse hinzufügen. Salz und Pfeffer.
Unter ständigem Rühren weitere 5 Minuten
kochen lassen.

Tipps: Sie können nach Belieben weitere Zutaten hinzufügen, beispielsweise Garnelen, Tofu oder grünes Blattgemüse. Wenn Sie möchten, können Sie anstelle von Thai-Reis auch Reisnudeln verwenden.

Nährwerte (pro Portion):

Kalorien: 400 kcal

Kohlenhydrate: 50 g

Protein: 20 g

Fett: 20 g

TOMATEN-BASILIKUM-SUPPE MIT VOLLKORN CROÛTTONS

Zubereitungszeit: 20 Minuten

Kochzeit: 30 Minuten

Dosierung für 2 Personen:

Zutaten:

500 g geschälte Tomaten

1 weiße Zwiebel

2 Knoblauchzehen

50 g frisches Basilikum

1 Esslöffel natives Olivenöl extra

Salz und Pfeffer nach Geschmack

Vollkornbrot

Natives Olivenöl extra

Vorbereitung:

In einer Pfanne das native Olivenöl extra erhitzen und die gehackte Zwiebel und den gehackten Knoblauch 2 Minuten anbraten. Die geschälten Tomaten hinzufügen und 20 Minuten kochen lassen. Die Suppe mit einem Mixer pürieren. Gehacktes frisches Basilikum, Salz und Pfeffer hinzufügen. Weitere 5 Minuten kochen lassen. Schneiden Sie das Vollkornbrot in Scheiben und rösten Sie es im Ofen mit einem Schuss nativem Olivenöl extra. Die Tomaten-Basilikum-Suppe mit Vollkornbrotcroûtons servieren. Tipps: Sie können nach Belieben weitere Zutaten hinzufügen, beispielsweise gehacktes Gemüse wie Karotten oder Sellerie. Wenn Sie möchten, können Sie anstelle der geschälten Tomaten auch frische Tomaten verwenden. Nährwerte (pro Portion): Kalorien: 200 kcal, Kohlenhydrate: 25 g

Protein: 5 g

Fett: 10 g

ZUCCHINI-TAGLIATELLE MIT GARNELEN UND KNOBLAUCH

Zubereitungszeit: 15 Minuten

Kochzeit: 10 Minuten

Dosierung für 2 Personen:

Zutaten:

2 Zucchini

200 g geschälte Garnelen

2 Knoblauchzehen

1 Esslöffel Öl

Natives Olivenöl extra

Salz und Pfeffer nach Geschmack

Frische Petersilie nach Geschmack

Vorbereitung:

Die Zucchini mit einer Reibe oder einem scharfen Messer in Julienne-Streifen schneiden. Garnelen putzen und schälen. In einer Pfanne das native Olivenöl extra erhitzen und den gehackten Knoblauch 1 Minute lang anbraten. Die Garnelen dazugeben und 2 Minuten kochen lassen. Die Zucchini hinzufügen und 5 Minuten kochen lassen. Salz und Pfeffer. Servieren Sie die Garnelen-Knoblauch-Zucchini-Tagliatelle mit gehackter frischer Petersilie. Tipps: Sie können nach Belieben weitere Zutaten hinzufügen, z. B. Kirschtomaten oder frische Chilischoten. Wenn Sie möchten, können Sie auch gefrorene Garnelen verwenden.

Nährwerte (pro Portion):

Kalorien: 250 kcal

Kohlenhydrate: 10 g

Protein: 30 g

Fett: 10 g

HÜHNER CAESAR SALAT OHNE CROUTTONS

Zubereitungszeit: 15 Minuten

Kochzeit: 20 Minuten

Dosierung für 2 Personen:

Zutaten:

200 g Hähnchenbrust

1 Römersalat

50 g Parmesan

2 Esslöffel Sojasauce

1 Esslöffel Zitronensaft

1 Esslöffel natives Olivenöl extra

1 Esslöffel Senf

Salz und Pfeffer nach Geschmack

Vorbereitung:

Die Hähnchenbrust in kochendem Salzwasser 20 Minuten kochen. Den Römersalat in kleine Stücke schneiden. Den Parmesan reiben. In einer Schüssel Sojasauce, Zitronensaft, natives Olivenöl extra, Senf, Salz und Pfeffer vermischen. Das gehackte Hähnchen, den Römersalat und den Parmesan hinzufügen. Gut vermischen und servieren. Tipps: Sie können nach Belieben weitere Zutaten hinzufügen, z. B. Kirschtomaten, schwarze Oliven oder Croutons. Wenn Sie möchten, können Sie statt gekochtem Hähnchen auch gebratenes Hähnchen verwenden. Nährwerte (pro Portion):

Kalorien: 300 kcal

Kohlenhydrate: 5 g

Protein: 40 g

Fett: 20 g

SCHWARZE BOHNENSUPPE MIT AVOCADO

Zubereitungszeit: 20 Minuten

Kochzeit: 20 Minuten

Dosierung für 2 Personen:

Zutaten:

250 g schwarze Bohnen aus der Dose

1 weiße Zwiebel, 1 Karotte

1 Stange Sellerie

2 Knoblauchzehen

1 Lorbeerblatt

1 Zweig Rosmarin

1 Esslöffel natives Olivenöl extra

Salz und Pfeffer nach Geschmack, 1 Avocado

Limettensaft, frischer Koriander nach Geschmack

Vorbereitung:

Spülen Sie die Bohnen ab und geben Sie sie in einen Topf mit kaltem Wasser. Die gehackte Zwiebel, die gewürfelten Karotten, den gewürfelten Sellerie, den gehackten Knoblauch, das Lorbeerblatt und den Rosmarin hinzufügen. Zum Kochen bringen, dann die Hitze reduzieren und 20 Minuten kochen lassen. Die Suppe mit einem Mixer pürieren. Salz und Pfeffer. Die Avocado halbieren, den Stein entfernen und schälen. Die Avocado mit einer Gabel zerdrücken und den Limettensaft hinzufügen. Schwarze Bohnensuppe mit Avocado und gehacktem frischem Koriander servieren. Tipps: Sie können nach Belieben weitere Zutaten hinzufügen, beispielsweise frische Chilischote oder Paprika. Nährwerte (pro Portion):

Kalorien: 300 kcal

Kohlenhydrate: 30 g

Protein: 15 g

Fett: 15 g

KONJAK-NUDELN MIT RUCOLA-PESTO UND PINIENKERNEN

Zubereitungszeit: 15 Minuten

Kochzeit: 5 Minuten

Dosierung für 2 Personen:

Zutaten:

200 g Konjakpaste

100 g Rucola

50 g Pinienkerne

50 g Parmesan

2 Esslöffel Öl

Natives Olivenöl extra

Salz und Pfeffer nach Geschmack

Vorbereitung:

Spülen Sie die Konjakpaste unter fließendem Wasser ab. Kochen Sie die Konjakpaste 2 Minuten lang in kochendem Wasser. In der Zwischenzeit das Rucola-Pesto zubereiten: Rucola, Pinienkerne, Parmesan, natives Olivenöl extra, Salz und Pfeffer vermischen. Die Konjak-Nudeln abtropfen lassen und mit dem Rucola-Pesto würzen. Tipps: Sie können nach Belieben weitere Zutaten hinzufügen, beispielsweise Kirschtomaten oder schwarze Oliven. Wenn Sie möchten, können Sie statt Rucola-Pesto auch Basilikum-Pesto verwenden. Nährwerte (pro Portion):

Kalorien: 200 kcal

Kohlenhydrate: 10 g

Protein: 10 g

Fett: 15 g

QUINOA-RISOTTO MIT SPARGEL UND ZIEGENKÄSE

Zubereitungszeit: 20 Minuten

Kochzeit: 20 Minuten

Dosierung für 2 Personen:

Zutaten:

100 g Quinoa

200 g Spargel

1 Schalotte

40 g Parmesan

40 g Butter

160 g Ziegenkäse

Natives Olivenöl extra

Salz und Pfeffer nach Geschmack

Vorbereitung:

Spülen Sie den Quinoa 2 Minuten lang unter fließendem Wasser ab. Quinoa in kochendem Salzwasser 15 Minuten kochen. In der Zwischenzeit den Spargel putzen und waschen. Den Spargel in Stücke schneiden. In einer Pfanne einen Schuss natives Olivenöl extra erhitzen und die gehackte Schalotte 1 Minute lang anbraten. Den Spargel hinzufügen und 5 Minuten kochen lassen. Den gekochten Quinoa dazugeben und gut vermischen. Butter und Parmesan hinzufügen und rühren, bis sie geschmolzen sind. Den Ziegenkäse in Würfel schneiden. Den Ziegenkäse zum Risotto geben und vorsichtig vermischen. Salz und Pfeffer. Tipps: Wenn Sie möchten, können Sie statt Ziegenkäse auch Frischkäse verwenden. Nährwerte (pro Portion): Kalorien: 400 kcal

Kohlenhydrate: 50 g

Protein: 20 g

Fett: 20 g

KAROTTEN-SPAGHETTI MIT PUTENFLEISCHBÄLLCHEN

Zubereitungszeit: 30 Minuten

Kochzeit: 20 Minuten

Dosierung für 2 Personen:

Zutaten:

2 Karotten

200 g gehackter Truthahn

1 Ei

50 g Semmelbrösel

1 mittelgroße weiße Zwiebel

1 Knoblauchzehe

1 Esslöffel natives Olivenöl extra

Salz und Pfeffer nach Geschmack

Frischer Basilikum nach Geschmack

Vorbereitung:

Karotten putzen und schälen. Die Karotten mit einer Reibe oder einem scharfen Messer in Spaghetti schneiden. In einer Schüssel Putenhackfleisch, Ei, Semmelbrösel, gehackte Zwiebeln, gehackten Knoblauch, Salz und Pfeffer vermischen. Aus der erhaltenen Mischung Fleischbällchen formen. Erhitzen Sie in einer Pfanne das native Olivenöl extra und kochen Sie die Fleischbällchen 10 Minuten lang. Die Karottenspaghetti hinzufügen und weitere 5 Minuten kochen lassen. Salz und Pfeffer. Mit gehacktem frischem Basilikum servieren.

Nährwerte (pro Portion):

Kalorien: 350 kcal

Kohlenhydrate: 30 g

Protein: 30 g

Fett: 15 g

RISOTTO MIT ARTISCHOCKEN UND SAFFRAN

Zubereitungszeit: 20 Minuten

Kochzeit: 20 Minuten

Dosierung für 2 Personen:

Zutaten:

160 g Carnaroli-Reis

4 Artischocken

1 Päckchen Safran

500 ml Gemüsebrühe

1 weiße Zwiebel

50 g Parmesan

25 g Butter

Natives Olivenöl extra

Salz und Pfeffer nach Geschmack

Vorbereitung:

Reinigen Sie die Artischocken, indem Sie die härtesten äußeren Blätter entfernen, sie in zwei Hälften teilen, die inneren Haare entfernen und sie in dünne Scheiben schneiden. Tauchen Sie die Artischocken in mit Zitronensaft angesäuertes Wasser, damit sie nicht schwarz werden. In einer Pfanne einen Schuss natives Olivenöl extra erhitzen und die gehackte Zwiebel 1 Minute lang anbraten. Artischocken hinzufügen und 5 Minuten kochen lassen. Den Reis dazugeben und 1 Minute rösten. Den Safran in etwas heißer Brühe auflösen und zum Reis geben. Unter ständigem Rühren nach und nach die heiße Brühe hinzufügen, bis der Reis gar ist. Risotto mit Butter und Parmesan verrühren. Salz und Pfeffer. Nährwerte (pro Portion):

Kalorien: 250 kcal

Kohlenhydrate: 25 g

Protein: 15 g

Fett: 10 g

GEMISCHTES GEMÜSEOMELETTE

Zubereitungszeit: 15 Minuten

Kochzeit: 20 Minuten

Dosierung für 2 Personen:

Zutaten:

3 Eier

100 g gemischtes Gemüse

(Zucchini, Karotten,

Paprika, Kirschtomaten)

1 weiße Zwiebel

1 Knoblauchzehe

50 g geriebener Parmesan

Natives Olivenöl extra

Salz und Pfeffer nach Geschmack

Vorbereitung:

Das Gemüse in kleine Stücke schneiden. In einer Pfanne einen Schuss natives Olivenöl extra erhitzen und die gehackte Zwiebel und den gehackten Knoblauch 1 Minute lang anbraten. Das Gemüse hinzufügen und 10 Minuten kochen lassen. In einer Schüssel die Eier mit Parmesan, Salz und Pfeffer verquirlen. Die Eiermischung mit dem Gemüse in die Pfanne geben. Das Omelett bei mittlerer Hitze 10 Minuten kochen. Das Omelett halbieren und weitere 5 Minuten garen. Tipps: Sie können nach Belieben weitere Zutaten hinzufügen, beispielsweise streichfähigen Käse. Wenn Sie möchten, können Sie das Omelett auch 20 Minuten lang bei 180 °C im Ofen garen. Nährwerte (pro Portion):

Kalorien: 150 kcal

Kohlenhydrate: 5 g

Protein: 10 g

Fett: 10 g

SOJANUDELN MIT TOMATEN BASILIKUM- SAUCE

Zubereitungszeit: 15 Minuten

Kochzeit: 5 Minuten

Dosierung für 2 Personen:

Zutaten:

160 g Sojabohnenpaste

400 g geschälte Tomaten

1 weiße Zwiebel

2 Knoblauchzehen

10 frische Basilikumblätter

Natives Olivenöl extra

Salz und Pfeffer

nach Geschmack

Vorbereitung:

Die Sojabohnenpaste in kochendem Salzwasser 5 Minuten kochen. Bereiten Sie in der Zwischenzeit die Tomatensauce zu: Erhitzen Sie in einer Pfanne einen Schuss natives Olivenöl extra und braten Sie die gehackte Zwiebel und den gehackten Knoblauch 1 Minute lang an. Die geschälten Tomaten hinzufügen und 10 Minuten kochen lassen. Die Tomatensauce mit einem Mixer pürieren. Gehacktes frisches Basilikum, Salz und Pfeffer hinzufügen. Die Sojabohnenpaste abtropfen lassen und mit der Tomatensauce würzen. Tipps: Sie können nach Belieben weitere Zutaten hinzufügen, beispielsweise schwarze Oliven oder Kapern. Wenn Sie möchten, können Sie anstelle der geschälten Tomaten auch frische Kirschtomaten verwenden. Nährwerte (pro Portion): Kalorien: 300 kcal

Kohlenhydrate: 40 g

Protein: 20 g

Fett: 10 g

DINKELSALAT MIT ARTISCHOCKEN UND GEGRILLTEM GEMÜSE

Zubereitungszeit: 20 Minuten

Kochzeit: 30 Minuten

Dosierung für 2 Personen:

Zutaten:

160 g Dinkel

2 Artischocken

1 Zucchini

1 rote Paprika

1 Aubergine

50 g Parmesan

Natives Olivenöl extra

Salz und Pfeffer nach Geschmack

Vorbereitung:

Den Dinkel in kochendem Salzwasser 20 Minuten kochen. Reinigen Sie die Artischocken, indem Sie die härtesten äußeren Blätter entfernen, sie in zwei Hälften teilen, die inneren Haare entfernen und sie in dünne Scheiben schneiden. Tauchen Sie die Artischocken in mit Zitronensaft angesäuertes Wasser, damit sie nicht schwarz werden. Zucchini, Paprika und Aubergine in Scheiben schneiden. Das Gemüse auf einer beschichteten Platte 10 Minuten grillen. Den Dinkel abtropfen lassen und mit gegrilltem Gemüse, Parmesan, nativem Olivenöl extra, Salz und Pfeffer würzen. Tipps: Wenn Sie möchten, können Sie anstelle von Grillgemüse auch gebackenes Gemüse verwenden. Nährwerte (pro Portion): Kalorien: 400 kcal

Kohlenhydrate: 45 g

Protein: 15 g

Fett: 20 g

SPINATSALAT MIT GERÄUCHERTEM LACHS UND AVOCADO

Zubereitungszeit: 15 Minuten

Dosierung für 2 Personen:

Zutaten:

200 g frischer Spinat

100 g geräucherter Lachs

1 Avocado

1/2 rote Zwiebel

50 g Pekannüsse

2 Esslöffel natives Olivenöl extra

1 Esslöffel Zitronensaft

Salz und Pfeffer nach Geschmack

Vorbereitung:

Den Spinat waschen und mit einem Tuch trocknen. Den Räucherlachs in Streifen schneiden. Die Avocado halbieren, den Stein entfernen, schälen und in Scheiben schneiden. Die rote Zwiebel in dünne Scheiben schneiden. Die Pekannüsse in einer beschichteten Pfanne 2 Minuten rösten. In einer Schüssel Spinat, Räucherlachs, Avocado, rote Zwiebeln, Pekannüsse, natives Olivenöl extra, Zitronensaft, Salz und Pfeffer vermischen. Tipps: Sie können nach Belieben weitere Zutaten hinzufügen, beispielsweise Kirschtomaten oder schwarze Oliven. Wenn Sie möchten, können Sie anstelle von nativem Olivenöl extra und Zitronensaft ein Dressing auf griechischer Joghurtbasis verwenden. Nährwerte (pro Portion):

Kalorien: 400 kcal

Kohlenhydrate: 10 g

Protein: 30 g

Fett: 25 g

KÜRBIS-SPAGHETTI MIT PILZCREME

Zubereitungszeit: 20 Minuten

Kochzeit: 30 Minuten

Dosierung für 2 Personen:

Zutaten:

200 g Kürbis

200 g Champignons

1 weiße Zwiebel

1 Knoblauchzehe

200 ml frische Sahne

50 g geriebener Parmesan

Natives Olivenöl extra

Salz und Pfeffer nach Geschmack

Vorbereitung:

Schneiden Sie den Kürbis mit einem Spezialwerkzeug oder einem scharfen Messer in Spaghetti. Champignons putzen und in Scheiben schneiden. In einer Pfanne einen Schuss natives Olivenöl extra erhitzen und die gehackte Zwiebel und den gehackten Knoblauch 1 Minute lang anbraten. Die Pilze hinzufügen und 10 Minuten kochen lassen. Die frische Sahne hinzufügen und weitere 5 Minuten kochen lassen. Salz und Pfeffer. Den Spaghettikürbis in kochendem Salzwasser 5 Minuten kochen. Den Spaghettikürbis abtropfen lassen und mit der Pilzcreme und geriebenem Parmesan würzen. Tipps: Wenn Sie möchten, können Sie statt Champignons auch Steinpilze verwenden. Nährwerte (pro Portion):

Kalorien: 450 kcal

Kohlenhydrate: 40 g

Protein: 20 g

Fett: 25 g

KICHERERBSENNUDELN MIT BROKKOLI UND SARDELLEN

Zubereitungszeit: 15 Minuten

Kochzeit: 20 Minuten

Dosierung für 2 Personen:

Zutaten:

200 g Kichererbsennudeln

200 g Brokkoli

50 g Sardellen in Öl

1 weiße Zwiebel

1 Knoblauchzehe

Natives Olivenöl extra

Frische Chilischote nach Geschmack

Salz und Pfeffer nach Geschmack

Vorbereitung:

Den Brokkoli putzen und in Röschen teilen.
In einer Pfanne einen Schuss natives
Olivenöl extra erhitzen und die gehackte
Zwiebel und den gehackten Knoblauch 1
Minute lang anbraten. Die Sardellen
hinzufügen und 1 Minute kochen lassen. Den
Brokkoli hinzufügen und 10 Minuten kochen
lassen. Die Kichererbsennudeln in
kochendem Salzwasser 10 Minuten kochen.
Die Kichererbsennudeln abgießen und mit
Brokkoli und Sardellen würzen. Gehackte
frische Chili, Salz und Pfeffer hinzufügen.
Tipps: Wenn Sie möchten, können Sie statt
frischem Brokkoli auch gefrorenen Brokkoli
verwenden. Nährwerte (pro Portion):

Kalorien: 400 kcal

Kohlenhydrate: 50 g

Protein: 20 g

Fett: 15 g

BLUMENKOHL-CURRY-SUPPE

Zubereitungszeit: 15 Minuten

Kochzeit: 30 Minuten

Dosierung für 2 Personen:

Zutaten:

1 Blumenkohl

1 weiße Zwiebel

1 Knoblauchzehe

1 Esslöffel Currypulver

1 Liter Gemüsebrühe

200 ml Kokosmilch

Natives Olivenöl extra

Salz und Pfeffer nach Geschmack

Vorbereitung:

Den Blumenkohl in Röschen teilen. In einer Pfanne einen Schuss natives Olivenöl extra erhitzen und die gehackte Zwiebel und den gehackten Knoblauch 1 Minute lang anbraten. Currypulver hinzufügen und 1 Minute kochen lassen. Den Blumenkohl hinzufügen und 5 Minuten kochen lassen. Die Gemüsebrühe hinzufügen und 20 Minuten kochen lassen. Die Suppe mit einem Mixer pürieren. Kokosmilch, Salz und Pfeffer hinzufügen. Weitere 5 Minuten kochen lassen. Tipps: Sie können nach Belieben weitere Zutaten hinzufügen, beispielsweise Croutons oder Basmatireis. Wenn Sie möchten, können Sie statt Currypulver auch frisches Currypulver verwenden. Nährwerte (pro Portion):

Kalorien: 300 kcal

Kohlenhydrate: 30 g

Protein: 15 g

Fett: 15 g

GANZE GANZE TAGLIATELLE MIT AVOCADO SAUCE UND TOMATEN

Zubereitungszeit: 15 Minuten

Kochzeit: 10 Minuten

Dosierung für 2 Personen:

Zutaten:

160 g Vollkorn-Tagliatelle

1 Avocado

100 g Kirschtomaten

1/2 rote Zwiebel

2 Esslöffel natives Olivenöl extra

1 Esslöffel Zitronensaft

Salz und Pfeffer nach Geschmack

Vorbereitung:

Die Vollkorn-Tagliatelle in kochendem Salzwasser 8 Minuten kochen. In der Zwischenzeit die Soße zubereiten: Avocado, Kirschtomaten, rote Zwiebeln, natives Olivenöl extra, Zitronensaft, Salz und Pfeffer vermischen. Die Tagliatelle abtropfen lassen und mit der Avocadosauce würzen. Tipps: Sie können nach Belieben weitere Zutaten hinzufügen, beispielsweise schwarze Oliven oder frisches Basilikum. Wenn Sie möchten, können Sie anstelle von Kirschtomaten auch geschälte Tomaten verwenden. Nährwerte (pro Portion):

Kalorien: 400 kcal

Kohlenhydrate: 50 g

Protein: 15 g

Fett: 20 g

GRÜNER BOHNENSALAT MIT THUNFISCH UND GEKOCHTEN EIERN

Zubereitungszeit: 15 Minuten

Kochzeit: 10 Minuten

Dosierung für 2 Personen:

Zutaten:

200 g grüne Bohnen

1 Dose Thunfisch 100 g.

2 hartgekochte Eier

1 rote Zwiebel

1 Esslöffel natives Olivenöl extra

1 Esslöffel Zitronensaft

Salz und Pfeffer nach Geschmack

Vorbereitung:

Die grünen Bohnen in kochendem Salzwasser 5 Minuten kochen. Die hartgekochten Eier in kleine Stücke schneiden. Die rote Zwiebel in dünne Scheiben schneiden. In einer Schüssel grüne Bohnen, Thunfisch, hartgekochte Eier, rote Zwiebeln, natives Olivenöl extra, Zitronensaft, Salz und Pfeffer vermischen. Tipps: Sie können nach Ihrem Geschmack weitere Zutaten hinzufügen, grüne Oliven. Wenn Sie möchten, können Sie statt frischer grüner Bohnen auch gefrorene grüne Bohnen verwenden. Nährwerte (pro Portion):

Kalorien: 300 kcal

Kohlenhydrate: 20 g

Protein: 30 g

Fett: 15 g

PANIERTE GARNELEN MIT SAUTIERTEM GEMÜSE

Zubereitungszeit: 15 Minuten

Kochzeit: 15 Minuten

Dosierung für 2 Personen:

Zutaten:

200 g Garnelen

1 Zucchini

1 rote Paprika

1 weiße Zwiebel

1 Knoblauchzehe

Natives Olivenöl extra

Salz und Pfeffer nach Geschmack

Vorbereitung:

Garnelen putzen und schälen. Zucchini und Paprika in kleine Stücke schneiden. Zwiebel und Knoblauch hacken. In einer Pfanne einen Schuss natives Olivenöl extra erhitzen und die gehackte Zwiebel und den gehackten Knoblauch 1 Minute lang anbraten. Das Gemüse hinzufügen und 5 Minuten kochen lassen. Die Garnelen dazugeben und 5 Minuten kochen lassen. Salz und Pfeffer. Tipps: Sie können nach Belieben weitere Zutaten hinzufügen, beispielsweise Kirschtomaten oder schwarze Oliven. Wenn Sie möchten, können Sie anstelle von frischem Gemüse auch gefrorenes Gemüse verwenden. Nährwerte (pro Portion):

Kalorien: 350 kcal

Kohlenhydrate: 15 g

Protein: 30 g

Fett: 15 g

KÜRBISSUPPE MIT KNUSPRIGEM SPECK

Zubereitungszeit: 20 Minuten

Kochzeit: 30 Minuten

Dosierung für 2 Personen:

Zutaten:

500 g Kürbis

100 g Speck

1 weiße Zwiebel

1 Knoblauchzehe

1 Liter Gemüsebrühe

200 ml frische Sahne

Natives Olivenöl extra

Salz und Pfeffer nach Geschmack

Vorbereitung:

Den Kürbis in Würfel schneiden. Zwiebel und Knoblauch hacken. In einer Pfanne einen Schuss natives Olivenöl extra erhitzen und die gehackte Zwiebel und den gehackten Knoblauch 1 Minute lang anbraten. Den Kürbis hinzufügen und 5 Minuten kochen lassen. Die Gemüsebrühe hinzufügen und 20 Minuten kochen lassen. Die Suppe mit einem Mixer pürieren. Fügen Sie die frische Sahne, Salz und Pfeffer hinzu. Weitere 5 Minuten kochen lassen. Den Speck in Würfel schneiden und in einer Pfanne knusprig braten. Die Suppe mit knusprigem Speck servieren. Tipps: Sie können nach Belieben weitere Zutaten hinzufügen, zum Beispiel Croutons oder Kürbiskerne. Wenn Sie möchten, können Sie auch geräucherten Speck verwenden. Nährwerte (pro Portion):

Kalorien: 400 kcal, Kohlenhydrate: 30 g

Protein: 20 g, Fett: 25 g

LINSENNUDELN MIT PETERSILIE UND WALNUSSPESTO

Zubereitungszeit: 20 Minuten

Kochzeit: 20 Minuten

Dosierung für 2 Personen:

Zutaten:

160 g Linsennudeln

50 g Petersilie

30 g Walnüsse

2 Esslöffel geriebencr Parmesan

1 Knoblauchzehe

Natives Olivenöl extra

Salz und Pfeffer nach Geschmack

Vorbereitung:

Die Linsennudeln in kochendem Salzwasser 15 Minuten kochen. In der Zwischenzeit das Pesto zubereiten: Petersilie, Walnüsse, geriebenen Parmigiano Reggiano, Knoblauch, natives Olivenöl extra, Salz und Pfeffer vermischen. Die Linsennudeln abgießen und mit dem Pesto würzen. Tipps: Sie können nach Belieben weitere Zutaten hinzufügen, beispielsweise Kirschtomaten oder schwarze Oliven. Wenn Sie möchten, können Sie statt Petersilienpesto auch Basilikumpesto verwenden. Nährwerte (pro Portion):

Kalorien: 400 kcal

Kohlenhydrate: 50 g

Protein: 20 g

Fett: 15 g

ZOODLES MIT TOMATENSAUCE UND GEGRILLTEN AUBERGINEN

Zubereitungszeit: 20 Minuten

Kochzeit: 20 Minuten

Dosierung für 2 Personen:

Zutaten:

2 Zucchini

200 g geschälte Tomaten

1 Aubergine

1 weiße Zwiebel

1 Knoblauchzehe

Natives Olivenöl extra

Salz und Pfeffer nach Geschmack

Vorbereitung:

Schneiden Sie die Zucchini mit einem Spezialwerkzeug oder einem scharfen Messer in Zoodles. Die Aubergine in Scheiben schneiden.

Die Auberginen auf einer beschichteten Platte 10 Minuten grillen. In einer Pfanne einen Schuss natives Olivenöl extra erhitzen und die gehackte Zwiebel und den gehackten Knoblauch 1 Minute lang anbraten. Die geschälten Tomaten hinzufügen und 10 Minuten kochen lassen. Salz und Pfeffer. Die Zoodles in kochendem Salzwasser 2 Minuten kochen. Die Zoodles abtropfen lassen und mit der Tomatensauce und den gegrillten Auberginen würzen. Tipps: Sie können nach Belieben weitere Zutaten hinzufügen, z. B. frisches Basilikum oder gesalzenen Ricotta. Wenn Sie möchten, können Sie anstelle der geschälten Tomaten auch frische Kirschtomaten verwenden.

Nährwerte (pro Portion):

Kalorien: 350 kcal

Kohlenhydrate: 40 g

Protein: 15 g

Fett: 10 g

REZEPTE
ZWEITEN GÄNGE

GEGRILLTES HÜHNCHEN MIT GEMISCHTEM GEMÜSE

Zubereitungszeit: 20 Minuten

Kochzeit: 20 Minuten

Dosierung für 2 Personen

Zutaten:

2 Hähnchenbrust

1 Zucchini

1 rote Paprika

1 Aubergine

1 rote Zwiebel

2 Esslöffel Öl

Natives Olivenöl extra

Salz und Pfeffer nach Geschmack

Vorbereitung:

Das Hähnchen in etwa 2 cm dicke Scheiben schneiden. Das Gemüse waschen und in Scheiben schneiden. In einer Schüssel das native Olivenöl extra mit Salz und Pfeffer vermischen. Hähnchen und Gemüse 15 Minuten in der Schüssel marinieren. Erhitzen Sie einen Grill bei mittlerer bis hoher Hitze. Kochen Sie das Hähnchen und das Gemüse etwa 20 Minuten lang und wenden Sie es nach der Hälfte der Garzeit um. Das Hähnchen mit dem gegrillten Gemüse servieren. Nährwerte (pro Portion):

Kalorien: 350

Fett: 15 g

Protein: 40 g

Kohlenhydrate: 10 g

GEBACKENER LACHS MIT SPARGEL

Zubereitungszeit: 15 Minuten

Kochzeit: 20 Minuten

Dosierung für 2 Personen

Zutaten:

2 Lachsfilets

100 g Spargel

1 Esslöffel Öl

Natives Olivenöl extra

Salz und Pfeffer

nach Geschmack

1 Zitrone

Vorbereitung:

Den Backofen auf 180°C vorheizen. Den Spargel waschen und das harte Ende abschneiden. Die Lachsfilets auf einem Backblech anrichten. Den Lachs mit nativem Olivenöl extra, Salz und Pfeffer würzen. Den Spargel rund um den Lachs anrichten. 20 Minuten im Ofen backen. Den Lachs mit dem Spargel servieren und mit dem Saft einer Zitrone beträufeln.

Nährwerte (pro Portion):

Kalorien: 400

Fett: 20 g

Protein: 45 g

Kohlenhydrate: 5 g

RINDERSTEAK MIT GRÜNE PFEFFERSAUCE

Zubereitungszeit: 30 Minuten

Kochzeit: 20 Minuten

Dosierung für 2 Personen

Zutaten:

2 Rindersteaks, je 200g

2 Esslöffel eingelegter grüner Pfeffer

1/2 Glas frische Sahne

1 Esslöffel Brandy

1 Esslöffel Butter

Salz und Pfeffer nach Geschmack

Vorbereitung:

Spülen Sie die Rindersteaks ab und trocknen Sie sie mit Küchenpapier ab. Die grünen Pfefferkörner mit einem Mörser zerstoßen. In einer beschichteten Pfanne die Butter bei mittlerer bis hoher Hitze schmelzen. Braten Sie die Steaks 4–5 Minuten pro Seite oder bis der gewünschte Gargrad erreicht ist. Die Steaks aus der Pfanne nehmen und warm halten. In dieselbe Pfanne den grünen Pfeffer und den Brandy geben. 1 Minute kochen lassen, dabei mit einem Holzlöffel umrühren. Die frische Sahne hinzufügen und weitere 5 Minuten kochen lassen, oder bis die Sauce eingedickt ist. Salz und Pfeffer nach Geschmack. Die Steaks mit der grünen Pfeffersauce servieren. Nährwerte (pro Portion):

Kalorien: 500

Fett: 30 g

Protein: 40 g

Kohlenhydrate: 5 g

FISCHFILET AL ZITRONE UND PETERSILIE

Zubereitungszeit: 15 Minuten

Kochzeit: 15 Minuten

Dosierung für 2 Personen

Zutaten:

2 weiße Fischfilets

(Kabeljau, Forelle, Dorade usw.)

1 Zitrone

1 Esslöffel gehackte Petersilie

1 Esslöffel Öl

Natives Olivenöl extra

Salz und Pfeffer nach Geschmack

Vorbereitung:

Den Backofen auf 180°C vorheizen. Die Zitrone waschen und in dünne Scheiben schneiden. Die Fischfilets abspülen und mit Küchenpapier trocknen. Die Fischfilets auf einem Backblech anrichten. Den Fisch mit nativem Olivenöl extra, Salz und Pfeffer würzen. Die Zitronenscheiben und die gehackte Petersilie auf den Fischfilets verteilen. 15 Minuten im Ofen backen. Den Fisch mit der Zitronen-Petersilien-Sauce servieren.

Nährwerte (pro Portion):

Kalorien: 250

Fett: 10 g

Protein: 35 g

Kohlenhydrate: 5 g

PUTENFLEISCHBÄLLCHEN MIT TOMATENSAUCE

Zubereitungszeit: 30 Minuten

Kochzeit: 30 Minuten

Dosierung für 2 Personen

Zutaten:

250 g gehackter Truthahn

1 Ei

50 g geriebener Parmesan

50 g Semmelbrösel

1 weiße Zwiebel

1 Karotte

1 Stange Sellerie

200 g geschälte Tomaten

1 Esslöffel natives Olivenöl extra

Salz und Pfeffer nach Geschmack

Vorbereitung:

In einer großen Schüssel das Putenhackfleisch mit Ei, geriebenem Parmesan, Semmelbröseln, Salz und Pfeffer vermischen. Zwiebel, Karotte und Sellerie fein hacken. In einer beschichteten Pfanne das native Olivenöl extra erhitzen und das gehackte Gemüse 5 Minuten lang anbraten. Die geschälten Tomaten dazugeben und 15 Minuten kochen lassen, dabei gelegentlich umrühren. Salz und Pfeffer nach Geschmack. Aus der Putenhackmasse Fleischbällchen formen. Die Fleischbällchen zur Tomatensauce geben und weitere 15 Minuten kochen lassen. Die Fleischbällchen mit der Tomatensauce servieren. Nährwerte (pro Portion):

Kalorien: 400

Fett: 20 g

Protein: 30 g

Kohlenhydrate: 20 g

HÄHNCHENBRUST GEFÜLLT MIT KÄSE UND SPINAT

Zubereitungszeit: 20 Minuten

Kochzeit: 30 Minuten

Dosierung für 2 Personen

Zutaten:

2 Hähnchenbrust

100 g Spinat

50 g Ricotta

50 g geriebener Parmesan

1 weiße Zwiebel

1 Knoblauchzehe

1 Esslöffel Öl

Natives Olivenöl extra

Salz und Pfeffer nach Geschmack

Vorbereitung:

Öffnen Sie die Hähnchenbrüste wie ein Buch und schlagen Sie sie mit einem Fleischhammer. In einer beschichteten Pfanne das native Olivenöl extra erhitzen und die gehackte Zwiebel und den gehackten Knoblauch 5 Minuten anbraten. Den Spinat hinzufügen und 5 Minuten kochen lassen, dabei gelegentlich umrühren. Salz und Pfeffer nach Geschmack. In einer Schüssel Ricotta, geriebenen Parmesan und sautierten Spinat vermischen. Die Hähnchenbrüste mit der Ricotta-Spinat-Mischung füllen. Die Hähnchenbrüste mit Zahnstochern verschließen. Die gefüllten Hähnchenbrüste auf einem Backblech anrichten. Im vorgeheizten Backofen bei 180 °C 30 Minuten backen. Die gefüllten Hähnchenbrüste heiß servieren. Nährwerte (pro Portion):

Kalorien: 450, Fett: 25 g

Protein: 40 g

Kohlenhydrate: 10 g

GEGRILLTE GARNELEN UND GEMÜSE SPIESSE

Zubereitungszeit: 20 Minuten

Kochzeit: 15 Minuten

Dosierung für 2 Personen

Zutaten:

12 Garnelen

1 Zucchini

1 rote Paprika

1 rote Zwiebel

2 Esslöffel Öl

Natives Olivenöl extra

Salz und Pfeffer nach Geschmack

Vorbereitung:

Die Garnelen säubern und schälen, dabei den Schwanz intakt lassen. Das Gemüse waschen und in etwa 2 cm große Würfel schneiden. In einer Schüssel das native Olivenöl extra mit Salz und Pfeffer vermischen. Garnelen und Gemüse 15 Minuten in der Schüssel marinieren. Garnelen und Gemüse abwechselnd auf die Spieße stecken. Die Spieße auf einem heißen Grill 5 Minuten pro Seite grillen, oder bis die Garnelen vollständig gegart sind. Die Spieße heiß servieren. Nährwerte (pro Portion):

Kalorien: 300

Fett: 15 g

Protein: 30 g

Kohlenhydrate: 10 g

HÄHNCHENBEINE MIT CURRY MIT GRIECHISCHEM JOGHURT

Zubereitungszeit: 20 Minuten

Kochzeit: 30 Minuten

Dosierung für 2 Personen

Zutaten:

2 Hähnchenschenkel

1 Esslöffel Currypulver

1 weiße Zwiebel

1 Knoblauchzehe

200 g griechischer Joghurt

1 Esslöffel Öl

Natives Olivenöl extra

Salz und Pfeffer nach Geschmack

Vorbereitung:

In einer Schüssel das Currypulver mit Salz und Pfeffer vermischen. Reiben Sie die Currymischung über die Hähnchenschenkel. In einer beschichteten Pfanne das native Olivenöl extra erhitzen und die gehackte Zwiebel und den gehackten Knoblauch 5 Minuten anbraten. Die Hähnchenschenkel dazugeben und 10 Minuten pro Seite anbraten. Den griechischen Joghurt hinzufügen und weitere 10 Minuten kochen lassen, dabei gelegentlich umrühren. Die Hähnchenschenkel mit der Currysoße servieren. Nährwerte (pro Portion):

Kalorien: 400

Fett: 20 g

Protein: 40 g

Kohlenhydrate: 10 g

KALBSRÖLLEN MIT SCHINKEN UND KÄSE

Zubereitungszeit: 20 Minuten

Kochzeit: 20 Minuten

Dosierung für 2 Personen

Zutaten:

4 Scheiben Kalbfleisch

4 Scheiben Kochschinken

4 Scheiben Käse

(Provolone, Fontina, Edamer)

25 g Butter

1/2 Glas Weißwein

1 Zweig Salbei

Salz und Pfeffer nach Geschmack

Vorbereitung:

Die Kalbsscheiben mit einem Fleischhammer schlagen, damit sie dünner werden. Auf jede Kalbsscheibe eine Scheibe Kochschinken, eine Scheibe Käse und ein Salbeiblatt legen. Die Kalbsscheiben aufrollen und mit einem Zahnstocher fixieren. In einer beschichteten Pfanne die Butter bei mittlerer bis hoher Hitze schmelzen. Die Kalbsröllchen auf jeder Seite 5 Minuten braten, oder bis sie braun sind. Den Weißwein hinzufügen und weitere 10 Minuten kochen lassen, oder bis der Wein verdampft ist. Salz und Pfeffer nach Geschmack. Die Kalbsröllchen heiß servieren. Nährwerte (pro Portion):

Kalorien: 450

Fett: 25 g

Protein: 40 g

Kohlenhydrate: 5 g

WOLFSBARSCH IN PAPIER MIT OLIVEN UND TOMATEN

Zubereitungszeit: 20 Minuten

Kochzeit: 20 Minuten

Dosierung für 2 Personen

Zutaten:

2 Wolfsbarschfilets

100 g Kirschtomaten

50 g schwarze Oliven

1 Zweig Thymian

1 Esslöffel Öl

Natives Olivenöl extra

Salz und Pfeffer nach Geschmack

Vorbereitung:

Den Backofen auf 180°C vorheizen. Die Kirschtomaten waschen und halbieren. Die Oliven abspülen und entkernen. Die Wolfsbarschfilets auf einem Blatt Backpapier anrichten. Kirschtomaten, Oliven und Thymian auf den Wolfsbarschfilets verteilen. Mit nativem Olivenöl extra, Salz und Pfeffer würzen. Verschließen Sie die Verpackung und verschließen Sie sie gut. 20 Minuten im Ofen backen. Den Wolfsbarsch heiß in Folie servieren.

Nährwerte (pro Portion):

Kalorien: 350

Fett: 15 g

Protein: 35 g

Kohlenhydrate: 10 g

SCHWEINEKOTELETTEN MIT PILZSAUCE

Zubereitungszeit: 30 Minuten

Kochzeit: 45 Minuten

Dosierung für 2 Personen

Zutaten:

2 Schweinekoteletts

150 g Champignons

1 weiße Zwiebel

1 Knoblauchzehe

1/2 Glas Weißwein

1 Esslöffel Tomatenmark

1 Esslöffel gehackte Petersilie

50 g Butter

Natives Olivenöl extra

Salz und Pfeffer nach Geschmack

Vorbereitung:

In einer beschichteten Pfanne einen Schuss natives Olivenöl extra erhitzen und die Schweinekoteletts auf jeder Seite 5 Minuten lang anbraten. Die gehackte Zwiebel und den gehackten Knoblauch in einer anderen Pfanne mit Butter bei mittlerer Hitze anbraten. Die in Scheiben geschnittenen Champignons hinzufügen und 10 Minuten kochen lassen. Den Weißwein hinzufügen und weitere 5 Minuten kochen lassen. Tomatenmark und gehackte Petersilie hinzufügen, gut vermischen und weitere 5 Minuten kochen lassen. Salz und Pfeffer nach Geschmack. Die Schweinekoteletts zur Pilzsauce geben und weitere 20 Minuten bei schwacher Hitze kochen. Die Schweinekoteletts mit der Pilzsauce servieren. Nährwerte (pro Portion): Kalorien: 500, Fett: 30 g

Protein: 40 g

Kohlenhydrate: 10 g

GEGRILLTE THUNFISCHSCHEIBEN MIT AVOCADO-SAUCE

Zubereitungszeit: 20 Minuten

Kochzeit: 15 Minuten

Dosierung für 2 Personen

Zutaten:

2 Thunfischsteaks à 150 g

1 Avocado

1 Limette

1/2 rote Zwiebel

1 Jalapeño-Pfeffer

1 Esslöffel gehackter Koriander

Natives Olivenöl extra

Salz und Pfeffer nach Geschmack

Vorbereitung:

Den Grill auf mittlere bis hohe Hitze vorheizen. Die Thunfischsteaks mit nativem Olivenöl extra, Salz und Pfeffer würzen. Braten Sie die Thunfischsteaks auf dem Grill 5 Minuten pro Seite oder bis der gewünschte Gargrad erreicht ist. In einer Schüssel die Avocado mit einer Gabel zerdrücken. Limettensaft, fein gehackte rote Zwiebel, fein gehackte Jalapeño-Pfeffer und gehackten Koriander hinzufügen. Gut vermischen und mit Salz und Pfeffer würzen. Das Thunfischsteak mit der Avocadosauce servieren.

Nährwerte (pro Portion):

Kalorien: 400

Fett: 30 g

Protein: 40 g

Kohlenhydrate: 5 g

GEGRILLTE LAMMKOTELETTS MIT AROMATISCHEN KRÄUTERN

Zubereitungszeit: 30 Minuten

Kochzeit: 15 Minuten

Dosierung für 2 Personen

Zutaten:

8 Lammkoteletts

2 Zweige Rosmarin

1 Zweig Thymian

1 Lorbeerblatt

1 Knoblauchzehe

2 Esslöffel Öl

Natives Olivenöl extra

Salz und Pfeffer nach Geschmack

Vorbereitung:

In einer Schüssel das native Olivenöl extra mit gehacktem Rosmarin, gehacktem Thymian, Lorbeerblatt und gehacktem Knoblauch vermischen. Salz und Pfeffer nach Geschmack. Die Lammkoteletts in der Öl- und Kräutermischung mindestens 30 Minuten marinieren. Den Grill auf mittlere bis hohe Hitze vorheizen. Die Lammkoteletts auf dem Grill 5 Minuten pro Seite oder bis zum gewünschten Gargrad garen. Die Lammkoteletts heiß servieren.

Nährwerte (pro Portion):

Kalorien: 400

Fett: 25 g

Protein: 30 g

Kohlenhydrate: 0 g

ZITRONENHÄHNCHEN MIT KNOBLAUCH UND ROSMARIN

Zubereitungszeit: 20 Minuten

Kochzeit: 45 Minuten

Dosierung für 2 Personen

Zutaten:

4 Hähnchenschenkel

1 Zitrone

2 Knoblauchzehen

1 Zweig Rosmarin

1 Esslöffel Öl

Natives Olivenöl extra

Salz und Pfeffer nach Geschmack

Vorbereitung:

Den Backofen auf 180°C vorheizen. In einer Schüssel das native Olivenöl extra mit Zitronensaft, gehacktem Knoblauch und gehacktem Rosmarin vermischen. Salz und Pfeffer nach Geschmack. Die Hähnchenschenkel auf ein Backblech legen. Die Öl-Zitronen-Mischung über die Hähnchenschenkel gießen. 45 Minuten backen oder bis das Hähnchen vollständig gegart ist. Das Zitronenhähnchen mit scharfem Knoblauch und Rosmarin servieren.

Nährwerte (pro Portion):

Kalorien: 350

Fett: 20 g

Protein: 30 g

Kohlenhydrate: 5 g

LACHS IN MANDELKRUSTE

Zubereitungszeit: 20 Minuten

Kochzeit: 15 Minuten

Dosierung für 2 Personen

Zutaten:

2 Lachssteaks (je 200 g)

50 g Mandelblättchen

1 Eiweiß

1 Esslöffel Öl

Natives Olivenöl extra

Salz und Pfeffer nach Geschmack

Vorbereitung:

Den Backofen auf 200 °C vorheizen. Die Lachssteaks mit Eiweiß bestreichen. Bestreuen Sie die Lachssteaks mit den Mandelblättchen und drücken Sie sie leicht an, damit sie haften. Mit Salz und Pfeffer würzen. Die Lachssteaks auf einem mit Backpapier ausgelegten Backblech anrichten. Mit etwas nativem Olivenöl extra beträufeln. 15 Minuten backen oder bis der Lachs vollständig gegart ist. Den Lachs mit Mandelkruste heiß servieren. Nährwerte (pro Portion):

Kalorien: 400

Fett: 25 g

Protein: 30 g

Kohlenhydrate: 5 g

HÄHNCHENBRUST GEFÜLLT MIT ARTISCHOCKEN

Zubereitungszeit: 30 Minuten

Kochzeit: 40 Minuten

Dosierung für 2 Personen

Zutaten:

2 Hähnchenbrust

2 Artischocken, 1 Schalotte

1 Knoblauchzehe

1 Esslöffel gehackte Petersilie

50 g Semmelbrösel

50 g geriebener Grana Padano

2 Esslöffel natives Olivenöl extra

Salz und Pfeffer nach Geschmack

Vorbereitung:

Artischocken putzen und in dünne Scheiben schneiden.

Die gehackte Schalotte und den gehackten
Knoblauch in einer Pfanne mit nativem
Olivenöl extra bei mittlerer Hitze anbraten.
Artischocken hinzufügen und 10 Minuten
kochen lassen. Salz und Pfeffer nach
Geschmack. Die Hähnchenbrüste in Taschen
schneiden und mit der
Artischockenmischung füllen. Verschließen
Sie die Taschen mit Zahnstochern. In einer
Schüssel die Semmelbrösel mit dem
geriebenen Grana Padano, der gehackten
Petersilie, Salz und Pfeffer vermischen. Die
Hähnchenbrüste in der Semmel
bröselmischung panieren. Die
Hähnchenbrüste auf einem Backblech
anrichten. Mit etwas nativem Olivenöl extra
beträufeln. Bei 180 °C 40 Minuten lang
backen oder bis das Hähnchen vollständig
gegart ist. Die mit heißen Artischocken
gefüllte Hähnchenbrust servieren.
Nährwerte (pro Portion): Kalorien: 500.
Fett: 30 g, Proteine: 40 g

Kohlenhydrate: 10 g

HÄHNCHENSPIESSE MIT PAPRIKA UND ZWIEBELN

Zubereitungszeit: 20 Minuten

Kochzeit: 20 Minuten

Dosierung für 2 Personen

Zutaten:

200 g Hähnchenbrust

1 rote Paprika

1 weiße Zwiebel

1 Esslöffel Öl

Natives Olivenöl extra

Salz und Pfeffer nach Geschmack

Vorbereitung:

Hähnchenbrust in Würfel schneiden. Die Paprika in Würfel schneiden. Die Zwiebel in Spalten schneiden. In einer Schüssel Hähnchen, Paprika, Zwiebeln, natives Olivenöl extra, Salz und Pfeffer vermischen. Die Zutaten abwechselnd mit Hühnchen, Paprika und Zwiebeln auf die Spieße stecken. Spieße in der Pfanne bei mittlerer bis hoher Hitze 10 Minuten pro Seite braten, oder bis das Hähnchen vollständig gegart ist. Hähnchenspieße mit Peperoni und Zwiebeln servieren.

Nährwerte (pro Portion):

Kalorien: 350

Fett: 20 g

Protein: 30 g

Kohlenhydrate: 5 g

GEBACKENES HÄHNCHEN MIT TOMATEN UND OLIVEN

Zubereitungszeit: 20 Minuten

Kochzeit: 40 Minuten

Dosierung für 2 Personen

Zutaten:

2 Hähnchenschenkel

200 g Kirschtomaten

100 g schwarze Oliven

1 Zweig Rosmarin

1 Esslöffel Öl

Natives Olivenöl extra

Salz und Pfeffer nach Geschmack

Vorbereitung:

Den Backofen auf 180°C vorheizen. Die Hähnchenschenkel auf ein Backblech legen. Die halbierten Kirschtomaten, die schwarzen Oliven und den Rosmarin hinzufügen. Mit nativem Olivenöl extra, Salz und Pfeffer würzen. 40 Minuten backen oder bis das Hähnchen vollständig gar ist. Servieren Sie das gebackene Hähnchen mit heißen Kirschtomaten und Oliven. Nährwerte (pro Portion):

Kalorien: 400

Fett: 25 g

Protein: 30 g

Kohlenhydrate: 10 g

GEGRILLTES SCHWEINESTEAK MIT BARBECUE SAUCE

Zubereitungszeit: 30 Minuten

Kochzeit: 20 Minuten

Dosierung für 2 Personen

Zutaten:

2 Schweinesteaks (je 200 g)

100 g Barbecuesauce

1 Esslöffel Öl

Natives Olivenöl extra

Salz und Pfeffer

nach Geschmack

Vorbereitung:

Den Grill auf mittlere bis hohe Hitze vorheizen. Die Schweinesteaks mit nativem Olivenöl extra bestreichen. Salz und Pfeffer nach Geschmack. Steaks auf dem Grill 5 Minuten pro Seite oder bis zum gewünschten Gargrad garen. Steaks während der letzten 2 Minuten des Garvorgangs mit Barbecuesauce bestreichen. Gegrillte Schweinesteaks mit Barbecuesauce heiß servieren. Nährwerte (pro Portion):

Kalorien: 450

Fett: 30 g

Protein: 35 g

Kohlenhydrate: 5 g

GEBACKENER KABELJAU MIT OLIVEN UND TOMATEN

Zubereitungszeit: 20 Minuten

Kochzeit: 20 Minuten

Dosierung für 2 Personen

Zutaten:

2 Kabeljaufilets (je 200 g)

100 g Kirschtomaten

50 g schwarze Oliven

1 Zweig Rosmarin

1 Esslöffel Öl

Natives Olivenöl extra

Salz und Pfeffer nach Geschmack

Vorbereitung:

Den Backofen auf 180°C vorheizen. Die Kabeljaufilets auf einem Backblech anrichten. Die halbierten Kirschtomaten, die schwarzen Oliven und den Rosmarin hinzufügen. Mit nativem Olivenöl extra, Salz und Pfeffer würzen. 20 Minuten backen oder bis der Kabeljau vollständig gegart ist. Den gebackenen Kabeljau mit Oliven und heißen Kirschtomaten servieren. Wenn Sie möchten, können Sie den Kabeljau auch mit den Kartoffeln im Ofen garen. In diesem Fall die Kartoffelwürfel zusammen mit dem Kabeljau in die Pfanne geben und etwa 30 Minuten kochen lassen. Nährwerte (pro Portion):

Kalorien: 350

Fett: 20 g

Protein: 30 g

Kohlenhydrate: 10 g

RINDFLEISCHSCHEIBEN MIT ARTISCHOCKENSAUCE

Zubereitungszeit: 30 Minuten

Kochzeit: 20 Minuten

Dosierung für 2 Personen

Zutaten:

400 g geschnittenes Rindfleisch

2 Artischocken

1 Schalotte

1 Knoblauchzehe

100 ml frische Sahne

50 g geriebener Grana Padano

1 Esslöffel gehackte Petersilie

2 Esslöffel natives Olivenöl extra

Salz und Pfeffer nach Geschmack

Vorbereitung:

Artischocken putzen und in dünne Scheiben schneiden. Die gehackte Schalotte und den gehackten Knoblauch in einer Pfanne mit nativem Olivenöl extra bei mittlerer Hitze anbraten. Artischocken hinzufügen und 10 Minuten kochen lassen. Salz und Pfeffer nach Geschmack. Die frische Sahne hinzufügen und weitere 5 Minuten kochen lassen. Mischen Sie die Mischung mit einem Mixer, bis eine glatte Sauce entsteht. Eine Grillplatte bei mittlerer bis hoher Hitze erhitzen. Das geschnittene Rindfleisch auf der Grillplatte 2 Minuten pro Seite oder bis zum gewünschten Gargrad garen. Salz und Pfeffer nach Geschmack. Das geschnittene Rindfleisch mit der Artischockensauce und geriebenem Grana Padano servieren. Nährwerte (pro Portion): Kalorien: 500

Fett: 30 g

Protein: 40 g

Kohlenhydrate: 5 g

GEGRILLTER SCHWERTFISCH MIT CHILI-SAUCE

Zubereitungszeit: 20 Minuten

Kochzeit: 15 Minuten

Dosierung für 2 Personen

Zutaten:

2 Schwertfischsteaks (je 200 g)

1 frische Chilischote

1 Tomate

1 Esslöffel Öl

Natives Olivenöl extra

Salz und Pfeffer nach Geschmack

Vorbereitung:

Die Chilischote putzen und die Kerne entfernen. Chili und Tomate in kleine Stücke schneiden. Chilischote, Tomate, natives Olivenöl extra, Salz und Pfeffer mit einem Mixer vermischen, bis eine glatte Soße entsteht. Den Grill auf mittlere bis hohe Hitze vorheizen. Den Schwertfisch auf dem Grill 5 Minuten pro Seite garen, oder bis er gar ist. Salz und Pfeffer nach Geschmack. Den gegrillten Schwertfisch mit der Chilisauce servieren. Nährwerte (pro Portion):

Kalorien: 300

Fett: 15 g

Protein: 30 g

Kohlenhydrate: 5 g

GEBACKENE SCHWEINEKOTELETTEN MIT SENF UND HONIG

Zubereitungszeit: 30 Minuten

Kochzeit: 45 Minuten

Dosierung für 2 Personen

Zutaten:

4 Schweinekoteletts

2 Esslöffel Dijon-Senf

1 Esslöffel Honig

1 Esslöffel natives Olivenöl extra

1/2 weiße Zwiebel

1 Knoblauchzehe

1 Zweig Rosmarin

1 Zweig Thymian

Salz und Pfeffer nach Geschmack

Vorbereitung:

Den Backofen auf 180°C vorheizen. In einer Schüssel Senf, Honig, natives Olivenöl extra, fein gehackte Zwiebeln, gehackten Knoblauch, gehackten Rosmarin, gehackten Thymian, Salz und Pfeffer vermischen. Die Schweinekoteletts mit der Honig-Senf-Mischung bestreichen. Die Schweinekoteletts auf ein Backblech legen. 45 Minuten backen oder bis die Rippchen gar sind. Servieren Sie die gebackenen Schweinekoteletts mit scharfem Senf und Honig. Nährwerte (pro Portion):

Kalorien: 450

Fett: 30 g

Protein: 35 g

Kohlenhydrate: 10 g

GEBRATENE RINDFLEISCHSTREIFEN MIT ASIATISCHEM GEMÜSE

Zubereitungszeit: 20 Minuten

Kochzeit: 15 Minuten

Dosierung für 2 Personen

Zutaten:

200 g Rindfleischstreifen

100g gemischtes asiatisches Gemüse

(Karotten, Zucchini, Paprika, grüne Bohnen)

1 Esslöffel Sojasauce

1 Esslöffel natives Olivenöl extra

1 Knoblauchzehe

1/2 frische Chilischote

Salz und Pfeffer nach Geschmack

Vorbereitung:

Schneiden Sie die Chilischote in kleine Stücke (entfernen Sie die Kerne, wenn Sie einen weniger scharfen Geschmack bevorzugen). Erhitzen Sie das native Olivenöl extra in einer Pfanne bei mittlerer bis hoher Hitze. Den gehackten Knoblauch und die Chili 1 Minute anbraten. Die Rindfleischstreifen dazugeben und unter häufigem Rühren 5 Minuten kochen lassen. Das asiatische Gemüse hinzufügen und weitere 5 Minuten kochen lassen. Sojasauce, Salz und Pfeffer hinzufügen. Weitere 2 Minuten kochen lassen, dabei häufig umrühren. Servieren Sie die gebratenen Rindfleischstreifen mit scharfem asiatischem Gemüse. Nährwerte (pro Portion):

Kalorien: 350

Fett: 20 g

Protein: 30 g

Kohlenhydrate: 15 g

LACHS IN PAPIER MIT ARTISCHOCKEN UND ZITRUSFRÜCHTEN

Zubereitungszeit: 20 Minuten

Kochzeit: 20 Minuten

Dosierung für 2 Personen

Zutaten:

2 Lachssteaks (je 200 g)

2 Artischocken

1 Zitrone

1 Orange

1 Esslöffel Öl

Natives Olivenöl extra

1 Zweig Petersilie

Salz und Pfeffer nach Geschmack

Vorbereitung:

Artischocken putzen und in dünne Scheiben schneiden. Zitrone und Orange in Scheiben schneiden. Die Lachssteaks auf einem Blatt Backpapier anrichten. Artischocken und Zitrusscheiben auf den Lachs legen. Mit nativem Olivenöl extra, gehackter Petersilie, Salz und Pfeffer würzen. Verschließen Sie das Paket und verschließen Sie die Kanten gut. Im vorgeheizten Backofen bei 180 °C 20 Minuten backen. Den Lachs in Folie mit Artischocken und scharfen Zitrusfrüchten servieren. Nährwerte (pro Portion):

Kalorien: 400

Fett: 25 g

Protein: 30 g

Kohlenhydrate: 5 g

MARINIERTER LACHS MIT AVOCADO- UND LIMETTENSAUCE

Zubereitungszeit: 30 Minuten

Kochzeit: 0 Minuten

Dosierung für 2 Personen

Zutaten:

2 Lachssteaks (je 200 g)

1 Avocado

1 Limette

1 Esslöffel Öl

Natives Olivenöl extra

1/2 rote Zwiebel

1 frische Chilischote

Salz und Pfeffer nach Geschmack

Vorbereitung:

Marinieren Sie den Lachs 30 Minuten lang in einer Mischung aus Limettensaft, nativem Olivenöl extra, Salz und Pfeffer. Bereiten Sie die Guacamole-Sauce zu: Mischen Sie das Avocadomark mit dem Limettensaft, der fein gehackten roten Zwiebel, der gehackten Chilischote, Salz und Pfeffer. Den marinierten Lachs mit der Avocado-Limetten-Sauce servieren. Nährwerte (pro Portion):

Kalorien: 500

Fett: 35 g

Protein: 30 g

Kohlenhydrate: 10 g

GARNELENKRAPFEN MIT JOGHURT UND LIMETTENSAUCE

Zubereitungszeit: 20 Minuten

Kochzeit: 15 Minuten

Dosierung für 2 Personen

Zutaten:

12 Garnelen

100 g Mehl

1 Ei

100 ml Mineralwasser

1 Limette

100 g griechischer Joghurt

1 Esslöffel natives Olivenöl extra

Salz und Pfeffer nach Geschmack

Vorbereitung:

Garnelen putzen und schälen. In einer Schüssel Mehl, Ei, Mineralwasser, Limettensaft, Salz und Pfeffer vermischen. Tauchen Sie die Garnelen in den Teig und braten Sie sie in heißem Öl 2-3 Minuten pro Seite oder bis sie goldbraun sind. Bereiten Sie die Soße zu: Mischen Sie den griechischen Joghurt mit dem nativen Olivenöl extra, Limettensaft, Salz und Pfeffer. Die Garnelenfrikadellen mit Joghurt und Limettensauce servieren. Nährwerte (pro Portion):

Kalorien: 400

Fett: 25 g

Protein: 30 g

Kohlenhydrate: 15 g

ROSMARIN-HÄHNCHEN MIT TOMATEN UND SPINAT

Zubereitungszeit: 20 Minuten

Kochzeit: 30 Minuten

Dosierung für 2 Personen

Zutaten:

2 Hähnchenschenkel

200 g Kirschtomaten

100 g Spinat

1 Zweig Rosmarin

1 Esslöffel Öl

Natives Olivenöl extra

Salz und Pfeffer nach Geschmack

Vorbereitung:

Den Backofen auf 180°C vorheizen. Die Hähnchenschenkel auf ein Backblech legen. Die halbierten Kirschtomaten, den Spinat und den Rosmarin hinzufügen. Mit nativem Olivenöl extra, Salz und Pfeffer würzen. 30 Minuten backen oder bis das Hähnchen vollständig gegart ist. Servieren Sie das Rosmarinhähnchen mit Kirschtomaten und scharfem Spinat. Nährwerte (pro Portion):

Kalorien: 450

Fett: 30 g

Protein: 35 g

Kohlenhydrate: 10 g

TRUTHAHNHÄPPCHEN MIT SENF UND HONIGSAUCE

Zubereitungszeit: 20 Minuten

Kochzeit: 20 Minuten

Dosierung für 2 Personen

Zutaten:

300 g Putenbrust

2 Esslöffel Dijon-Senf

1 Esslöffel Honig

1 Esslöffel natives Olivenöl extra

1/2 weiße Zwiebel

1 Knoblauchzehe

1 Zweig Rosmarin

Salz und Pfeffer nach Geschmack

Vorbereitung:

Die Putenbrust in mundgerechte Stücke schneiden. In einer Schüssel Senf, Honig, natives Olivenöl extra, fein gehackte Zwiebeln, gehackten Knoblauch, gehackten Rosmarin, Salz und Pfeffer vermischen. Die Putenfilets in die Schüssel geben und gut vermischen. Die Putenfilets in einer Pfanne bei mittlerer bis hoher Hitze 10 Minuten lang anbraten, dabei häufig umrühren. Die Honig-Senf-Sauce hinzufügen und weitere 10 Minuten kochen lassen, oder bis die Häppchen vollständig gekocht sind. Servieren Sie die Putenfilets mit scharfer Senf-Honig-Sauce. Nährwerte (pro Portion):

Kalorien: 400

Fett: 25 g

Protein: 35 g

Kohlenhydrate: 10 g

GEDÄMPFTE KABELJAUFILETS MIT ZITRONEN-PETERSILIEN-SAUCE

Zubereitungszeit: 15 Minuten

Kochzeit: 15 Minuten

Dosierung für 2 Personen

Zutaten:

2 Kabeljaufilets (je 200 g)

1 Zitrone

1 Esslöffel gehackte Petersilie

1 Esslöffel Öl

Natives Olivenöl extra

Salz und Pfeffer nach Geschmack

Vorbereitung:

Die Kabeljaufilets 15 Minuten lang dämpfen. In einer Schüssel Zitronensaft, gehackte Petersilie, natives Olivenöl extra, Salz und Pfeffer vermischen. Die gedämpften Kabeljaufilets mit der Zitronen-Petersilien-Sauce servieren. Wenn Sie möchten, können Sie die gedünsteten Kabeljaufilets mit gedünstetem Gemüse oder einem Salat begleiten. Nährwerte (pro Portion):

Kalorien: 250

Fett: 15 g

Protein: 30 g

Kohlenhydrate: 5 g

BEILAGEN REZEPTE

SPINATSALAT MIT TOMATEN UND FETA

Zubereitungszeit: 10 Minuten

Kochzeit: 0 Minuten

Dosierung für 2 Personen

Zutaten:

200 g frischer Spinat

150 g Kirschtomaten

100 g Feta

1 rote Zwiebel

3 Esslöffel Öl

Natives Olivenöl extra

1 Esslöffel Zitronensaft

Salz und Pfeffer nach Geschmack

Vorbereitung:

Den Spinat waschen und gut trocknen. Die Kirschtomaten halbieren. Den Feta zerbröseln. Die rote Zwiebel in Scheiben schneiden. In einer Schüssel Spinat, Kirschtomaten, Feta, rote Zwiebeln, natives Olivenöl extra, Zitronensaft, Salz und Pfeffer vermischen. Den Spinatsalat mit Kirschtomaten und Feta sofort servieren.

Nährwerte (pro Portion):

Kalorien: 200

Fett: 15 g

Protein: 15 g

Kohlenhydrate: 10 g

GEBACKENER BROKKOLI MIT PARMESAN

Zubereitungszeit: 20 Minuten

Kochzeit: 20 Minuten

Dosierung für 2 Personen

Zutaten:

500 g Brokkoli

50 g geriebener Parmesan

2 Esslöffel Öl

Natives Olivenöl extra

Salz und Pfeffer nach Geschmack

Vorbereitung:

Den Backofen auf 200°C vorheizen. Den Brokkoli waschen und in Röschen teilen. Den Brokkoli auf einem Backblech anrichten. Mit nativem Olivenöl extra, Salz und Pfeffer würzen. Den Brokkoli mit geriebenem Parmesan bestreuen. 20 Minuten backen oder bis der Brokkoli goldbraun ist. Nährwerte (pro Portion):

Kalorien: 250

Fett: 15 g

Protein: 20 g

Kohlenhydrate: 15 g

GEBRATENE GRÜNE BOHNEN MIT SCHALOTTEN

Zubereitungszeit: 15 Minuten

Kochzeit: 15 Minuten

Dosierung für 2 Personen

Zutaten:

300 g grüne Bohnen

1 Schalotte

2 Esslöffel Öl

Natives Olivenöl extra

Salz und Pfeffer nach Geschmack

Vorbereitung:

Die grünen Bohnen waschen und putzen. Die grünen Bohnen in kochendem Salzwasser 10 Minuten kochen. Nehmen Sie die grünen Bohnen heraus und kühlen Sie sie unter fließendem Wasser ab. Die Schalotte in dünne Scheiben schneiden. Das native Olivenöl extra in einer Pfanne bei mittlerer Hitze erhitzen. Die Schalotte 2 Minuten anbraten. Die grünen Bohnen hinzufügen und 5 Minuten kochen lassen, dabei häufig umrühren. Salz und Pfeffer nach Geschmack. Die gebratenen grünen Bohnen mit Schalotten heiß servieren.

Nährwerte (pro Portion):

Kalorien: 150

Fett: 10 g

Protein: 10 g

Kohlenhydrate: 10 g

MARINIERTE GEGRILLTE ZUCCHINI

Zubereitungszeit: 20 Minuten

Kochzeit: 15 Minuten

Dosierung für 2 Personen

Zutaten:

2 Zucchini

2 Esslöffel Öl

Natives Olivenöl extra

1 Esslöffel Zitronensaft

1 Knoblauchzehe

1 Zweig Thymian

Salz und Pfeffer nach Geschmack

Vorbereitung:

Die Zucchini waschen und in Scheiben schneiden. Erhitzen Sie einen Grill bei mittlerer bis hoher Hitze. Die Zucchini auf jeder Seite 5 Minuten grillen, bis sie goldbraun sind. In einer Schüssel das native Olivenöl extra, den Zitronensaft, den gehackten Knoblauch, den gehackten Thymian, Salz und Pfeffer vermischen. Die gegrillten Zucchini 15 Minuten in der Soße marinieren. Die marinierten gegrillten Zucchini servieren.

Nährwerte (pro Portion):

Kalorien: 100

Fett: 5 g

Protein: 5 g

Kohlenhydrate: 5 g

GERÖSTETER BLUMENKOHL MIT CURRY

Zubereitungszeit: 20 Minuten

Kochzeit: 30 Minuten

Dosierung für 2 Personen

Zutaten:

1 Blumenkohl

2 Esslöffel Currypulver

2 Esslöffel Öl

Natives Olivenöl extra

Salz und Pfeffer nach Geschmack

Vorbereitung:

Den Backofen auf 200°C vorheizen. Den Blumenkohl in Röschen schneiden. In einer Schüssel Curry, natives Olivenöl extra, Salz und Pfeffer vermischen. Die Blumenkohlröschen in die Schüssel geben und gut vermischen. Die Blumenkohlröschen auf einem Backblech anrichten. 30 Minuten backen oder bis der Blumenkohl goldbraun und knusprig ist.

Nährwerte (pro Portion):

Kalorien: 200

Fett: 10 g

Protein: 10 g

Kohlenhydrate: 20 g

GEBACKENE KAROTTEN MIT HONIG UND ROSMARIN

Zubereitungszeit: 15 Minuten

Kochzeit: 20 Minuten

Dosierung für 2 Personen

Zutaten:

500 g Karotten

2 Esslöffel Honig

1 Zweig Rosmarin

Salz und Pfeffer nach Geschmack

Vorbereitung:

Den Backofen auf 200°C vorheizen. Die Karotten schälen und in Scheiben schneiden. In einer Schüssel Honig, gehackten Rosmarin, Salz und Pfeffer vermischen. Die Karottenscheiben in die Schüssel geben und gut vermischen. Die Karottenscheiben auf einem Backblech anrichten. 20 Minuten backen oder bis die Karotten weich sind.

Nährwerte (pro Portion):

Kalorien: 150

Fett: 5 g

Protein: 5 g

Kohlenhydrate: 25 g

GEBACKENE ROTE BETE MIT JOGHURTSAUCE

Zubereitungszeit: 20 Minuten

Kochzeit: 45 Minuten

Dosierung für 2 Personen

Zutaten:

2 Rüben

100 g griechischer Joghurt

1 Esslöffel Öl

Natives Olivenöl extra

1 Knoblauchzehe

1 Zweig Minzc

Salz und Pfeffer nach Geschmack

Vorbereitung:

Den Backofen auf 200°C vorheizen. Die Rüben waschen und einzeln in Folie einwickeln. Backen Sie die Rüben 45 Minuten lang im Ofen oder bis sie weich sind. In einer Schüssel griechischen Joghurt, natives Olivenöl extra, gehackten Knoblauch, gehackte Minze, Salz und Pfeffer vermischen. Die Rüben aus dem Ofen nehmen und schälen. Die Rote Bete in Scheiben schneiden und mit der Joghurtsauce servieren.

Nährwerte (pro Portion):

Kalorien: 250

Fett: 10 g

Protein: 15 g

Kohlenhydrate: 30 g

GEBACKENE SÜSSKARTOFFELN MIT PAPRIKA

Zubereitungszeit: 15 Minuten

Kochzeit: 30 Minuten

Dosierung für 2 Personen

Zutaten:

2 Süßkartoffeln

1 Esslöffel Paprika

1 Esslöffel Öl

Natives Olivenöl extra

Salz und Pfeffer

nach Geschmack

Vorbereitung:

Den Backofen auf 200°C vorheizen. Die Süßkartoffeln schälen und in Würfel schneiden. In einer Schüssel Paprika, natives Olivenöl extra, Salz und Pfeffer vermischen. Die Süßkartoffelwürfel in die Schüssel geben und gut vermischen. Die Süßkartoffelwürfel auf einem Backblech anrichten. 30 Minuten backen oder bis die Süßkartoffeln goldbraun und knusprig sind.

Nährwerte (pro Portion):

Kalorien: 200

Fett: 10 g

Protein: 5 g

Kohlenhydrate: 30 g

GEBACKENER KÜRBIS MIT SALBEI UND WALNÜSSEN

Zubereitungszeit: 20 Minuten

Kochzeit: 40 Minuten

Dosierung für 4 Personen

Zutaten:

1 kg Kürbis

10 Salbeiblätter

50 g Walnüsse

4 Esslöffel Öl

Natives Olivenöl extra

Salz und Pfeffer nach Geschmack

Vorbereitung:

Den Backofen auf 200°C vorheizen. Den Kürbis waschen und in etwa 2 cm dicke Scheiben schneiden. Die Kürbisscheiben auf einem Backblech anrichten. Salbeiblätter und Walnüsse auf den Kürbisscheiben verteilen. Mit nativem Olivenöl extra, Salz und Pfeffer würzen. 40 Minuten backen oder bis der Kürbis weich ist.

Nährwerte (pro Portion):

Kalorien: 250

Fett: 15 g

Protein: 5 g

Kohlenhydrate: 30 g

QUINOA-SALAT MIT GEMÜSE UND FETA

Zubereitungszeit: 20 Minuten

Kochzeit: 20 Minuten

Dosierung für 4 Personen

Zutaten:

200 g Quinoa

200 g Kirschtomaten

1 Gurke

1 rote Paprika

1 rote Zwiebel

150 g Feta

4 Esslöffel natives Olivenöl extra

2 Esslöffel Zitronensaft

Salz und Pfeffer nach Geschmack

Vorbereitung:

Quinoa in kochendem Salzwasser 20 Minuten kochen. Quinoa abtropfen lassen und unter fließendem Wasser abkühlen lassen. Die Kirschtomaten halbieren. Die Gurke in Würfel schneiden. Die rote Paprika in Würfel schneiden. Die rote Zwiebel in dünne Scheiben schneiden. Den Feta zerbröckeln. In einer Schüssel Quinoa, Kirschtomaten, Gurke, rote Paprika, rote Zwiebel, Feta, natives Olivenöl extra, Zitronensaft, Salz und Pfeffer vermischen.

Nährwerte (pro Portion):

Kalorien: 400

Fett: 20 g

Protein: 20 g

Kohlenhydrate: 40 g

SCHLUSSFOLGERUNG

Glückwunsch! Sie haben Ihre Reise durch die Carb Cycling-Diät 2025 abgeschlossen. Sie verfügen nun über das Wissen und die Werkzeuge, die Sie benötigen, um Ihren Körper und Ihre Gesundheit zu verändern. Denken Sie daran, dass der Schlüssel zum Erfolg Ausdauer ist. Die Carb-Cycling-Diät ist keine schnelle Lösung, sondern ein nachhaltiger Ansatz, der Engagement und Hingabe erfordert. Beobachten Sie weiterhin Ihre Fortschritte, experimentieren Sie mit verschiedenen Variationen des Zyklus und passen Sie Ihren Plan an Ihre individuellen Bedürfnisse an. Scheuen Sie sich nicht, einen Ernährungsexperten um Hilfe zu bitten, wenn Sie persönliche Unterstützung oder Beratung benötigen. Mit dem richtigen Maß an Anstrengung und Disziplin kann Ihnen die Carb-Cycling-Diät dabei helfen, Ihre Fitnessziele zu erreichen und ein gesünderes, glücklicheres Leben zu führen." Liebe Leserinnen und Leser, es war eine

aufregende Reise durch die Seiten der „Carb-Cycling-Diät 2025". Ich hoffe aufrichtig, dass Sie die Informationen, Rezepte und Trainingsstrategien nützlich und inspirierend auf Ihrem Weg zu Gesundheit und Wohlbefinden fanden. Ihre Zufriedenheit steht für mich an erster Stelle und daher bitte ich Sie, mir Ihre Meinung und Rezensionen zum Buch mitzuteilen. Wenn „Carb Cycling Diet 2025" Ihre Erwartungen übertroffen und einen positiven Beitrag zu Ihrem Leben geleistet hat, wäre ich für eine Bewertung äußerst dankbar. Vielen Dank, dass Sie sich für „Carb Cycling Diet 2025" entschieden haben. Möge Ihr Weg zu Gesundheit und Wohlbefinden voller Erfolg und Zufriedenheit sein. Mit bestem Dank,

[KLARLOCK]

www.ingramcontent.com/pod-product-compliance
Lightning Source LLC
Chambersburg PA
CBHW061030250726

48653CB00001B/28